U0216379

OH卡 与 心灵疗愈

杨力虹 / 王小红 / 张航　著

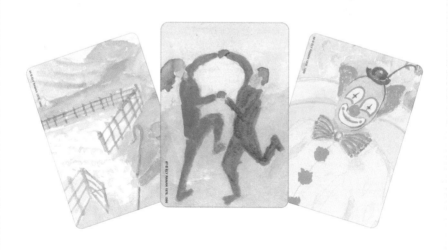

漓江出版社

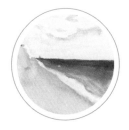 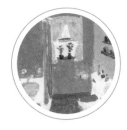 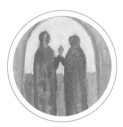

OH 卡心灵图卡

打开潜意识宝库的钥匙——精准，
解开纠缠心结的关键点——精要，
找到生命目标的 GPS——精确，
自助 / 助人的最佳工具——精彩。

一起体验 OH 卡心灵图卡的心灵魔力，
一起体会 OH 卡心灵图卡的神奇力量，
共同分享 OH 卡心灵图卡的实用空间，
共同见证 OH 卡心灵图卡的无限可能！

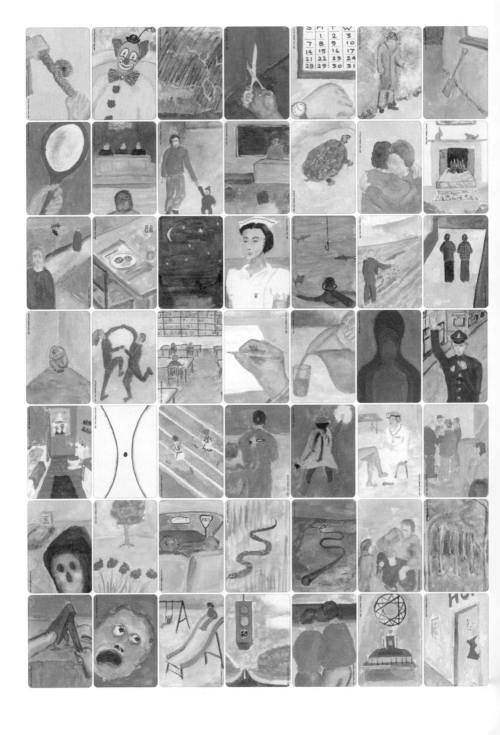

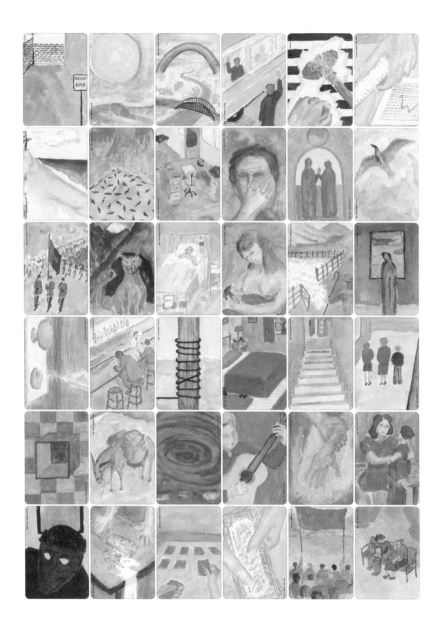

Life with OH

My training as a humanistic therapist has guided me to encounter the OH Cards many years ago. My expressed professional goal has been, to assist people along their own personal journey towards self‐knowledge, a clear mind and an open heart. In OH I found a perfect companion for this task.

As publisher and trainer of professionals as well as private participants around the world, my belief in this unconditional tool has grown in strength. I have witnessed many people grow into their potential.

Now a large family of card decks published by me in more than 22 languages, is assisting trainers in South America, therapists in Europe, coaches in Asia, to uncover one's own inner story and help towards fulfilling personal goals.

The OH method is one of value and respect. It believes that we know ourselves best, that we might only need assistance in uncovering this self‐knowledge. This then equals a clear mind. Our heart will open towards others, as we see in them our equals.

It is my hope and wish that this wonderful family of metaphoric cards in their original form, will be your companion along this path.

Moritz Egetmeyer (M.A.)

OH卡与生活

多年以前，人文疗愈师的训练过程引领我与OH卡相遇。我所传达的专业目标一直都是希望协助人们在自身的旅程上，得到自觉、清明的头脑和敞开的心。我发现OH卡是达到此目的的完美伙伴。

身为出版商、专业人士的培训师，同时也是私人的参与者，我认为这个无限制工具散发出无尽的力量。我亲眼见证许多人将生命的潜能活出来。

OH卡这个大家庭在全世界有超过22种语言的版本，它协助世界各地的人群去开启自身内在的故事，并帮助他们完善个人目标，包括：南美洲的培训师，欧洲的疗愈师，亚洲的教练们。

OH卡的原理是极具价值并带有敬意的。它相信我们自己才是最了解自己的人，我们仅仅只是需要一些协助的方式，便可以开启自我觉知，这等同于头脑清明了，我们的心自然会向他人敞开，因为，我们视他人如己。

这是我的心愿，并期许这个美好的OH卡家族可以成为你在这个旅程上的伙伴。

Moritz Egetmeyer (M.A.)

照见潜意识的心灵明镜——OH 卡

杨力虹 / 文

　　2009年3月，身心灵整合家园在北京刚开业的那天，塔罗女巫、灵性才女孟想来找我，谈她们除影响力已经很大的《OUT》杂志之外，要做一本向内在探索的（后来的《心探索》）杂志的构想，我极力拥护、赞同，我用直觉告诉她：中国人，往内在探索，是时候了。

　　那是一个温暖的春天，一身仙衣、一帘长发的孟想背着她的牌袋，飘然而至，我们坐在家园的塌塌米上，玩各种卡。

　　那天，孟想的卡里有许多，色彩斑斓，造型各异，有未见过的吉普赛卡等，但我，只记住了OH卡。因为那天玩OH卡时，对抽的图片和文字，我都没有任何感觉，只觉得这种图文组合的形式有意思。

　　就此，播下了这颗种子。

　　后来家园合作的老师中，不少老师都用到了OH卡。再后来，因缘和合，OH卡原创者Moritz Egetmeyer来中国开课时，我参加了并系统地学习了OH卡系列。

　　这位现住在德国黑森林的心理学家，在1982年加拿大攻读人本心理学硕士时，跟墨西哥裔艺术家Ely Raman共同研创出OH卡。它由88张图卡和88张字卡组成，共176张卡片可做图文变化，有7744种可能性。OH卡属于"自由联想卡"、"潜意识投射卡"的系统，它运用了联想法、构造法、完成法、转念法等投射技术。它是简单而实用的直觉联想工具，它可用于团体培训、自我探索、心灵沟通、潜能开发、叙事、完型、行为、释梦、转念作业、自由书写等疗法里，也可以用于创意联想、亲子互动、艺术治疗、家族系统排列与团体游戏里。

OH卡是一种不可思议的自助助人的工具，它是照见潜意识的心灵明镜，让所有之前我们没有看见的部分都清晰地呈现，它的力量强大到我们除了这句"OH"的惊叹外，无处逃遁，唯有面对。

我除了开设"OH卡心灵明镜工作坊"、"心灵图卡实战运用工作坊"外，还把OH卡大量应用到我的"关系工作坊"、"拥抱内在孩童深度疗愈工作坊"、"转身，走向爱亲密伴侣工作坊"里，当然，在身心灵整合疗愈个案中，也被非常广泛地运用。一般用OH卡呈现潜意识深处真相的同时，配合绘画、音乐、行星能量颂钵、泛音咏唱、舞蹈、催眠、家排、戏剧表演等工具来陪伴、支持案主或学员。

OH卡的有趣之处在于：它是一个印证"万法唯心"的最佳工具。同一张图卡被同一位案主在不同时段诠释时，图像和意义是不同的。

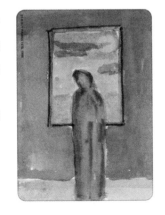

如：42岁的女案主A抽到这张OH卡图卡时，疗愈前，看到的她自己，是一位孤苦无依的女人，抑郁寡欢，低着头，沉思中。胸口像块石头，有发闷难过的感觉。疗愈后，她看见的是她正要赶赴一场同学聚会。她穿上了最华丽的衣服，心情愉悦，看往窗外，等着同学开车来接自己。浑身都轻松自在，她说想跳舞。

案主B是位38岁、有短暂婚史的女青年，她抽到此卡时，直觉是男性的阴囊，浑身有发热的感觉与性冲动。在引导她完成关系里的疗愈后，她再看时，看见了一只正在爬往大海的乌龟，她说这只乌龟是自己，虽然爬行缓慢，但理想目标坚定，知道前方有那位对自己说"终于等到你"的未来伴侣。此时，她身心的感觉是温暖、浑身充满力量的。她对自己说："我可以！"

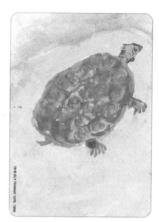

而同一张图卡被不同的案主的诠释更不相同。

这张图卡，当案主C解读时，她说是一条通往天台上行的楼梯，推开这扇门就会是阳光灿烂的好日子。而案主D解读时，则认为这道楼梯是下行的，通往地下室，充满着恐惧，胆颤心惊。他不敢往下，害怕。

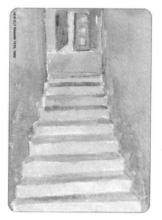

这幅图卡非常有意思的是，绝大多数同学都会看见是两个人坐在车里，开往前方。疗愈前，案主E却看见了两颗牙齿与一根骨头，这也许与她那段时间牙痛有关。疗愈后，案主E看见了一座桥梁。案主F则看见了两块红烧肉。

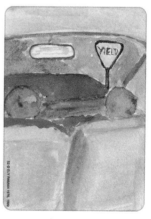

OH卡永远都那么神奇、无限、有趣而且深入。比如右面的图卡，我会让案主或学员去看自己写的什么文字，或者正在画什么。不同的人都有不同的答案。这些答案反映出他们当时各自的生命阶段里的心境。

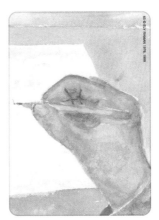

案主G抽到这张图卡时，非常内疚自责，疗愈前，她说自己是背后的那个绿衣人，前面是自己的父亲，她恨父亲，正在用刀子杀父亲。她心痛欲裂，嚎啕大哭，一直对父亲道歉。做完疗愈后，她再看这张图卡，这把刀变成了笔，她说自己正在跟父亲玩闹，用笔在他身上画画，她感觉到站在自己前面的父亲在忍着笑，随意让女儿在自己背上挥舞笔嬉戏。

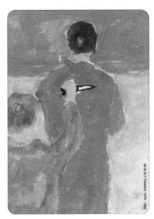

OH卡正因为它的开放无限、没有对错、没有输赢、没有固定牌意……它是一种呈现内心真相的最好工具。也正因为OH卡允许全开放的投射、表达、叙述，所以它非常有助于我们打破固有的思维模式、表达风格，它会让人发展出临在的能力、转念的功夫，同时，它也可以开启人的慈悲心、同理心。

只能说——OH！不可思议。

C ONTENTS
目录

推荐序： OH卡与生活 / 006

前 言： 照见潜意识的心灵明镜——OH卡 / 008

第一章：OH卡心灵图卡简介 / 015
一、初识OH卡 / 016
二、OH卡运用方法 / 020
三、OH卡使用技巧 / 030

第二章：在工作中修行——实现自我价值 / 045
【案例01】用OH卡与家人进行"工作－事业－志业"的探索游戏 / 049
【案例02】OH卡智慧探寻生命之旅 / 054

第三章：接受父母是最好的安排——原生家庭溯源疗愈 / 059
【案例03】疗愈跟妈妈的关系，就是疗愈跟所有人的关系 / 062
【案例04】亲爱的爸爸，我救不了你 / 066
【案例05】接纳妈妈，跨越了一段三十年的恐惧 / 070

第四章：婚姻家庭幸福的基石——亲密关系合理序位 / 075
【案例06】探索伴侣的关系和互动模式 / 079

【案例07】放下受害者的身份，与丈夫和解 / 081

【案例08】担心爸妈过的不好，所以选择与男友分手 / 084

第五章：生命延续着无条件的爱——重建亲子关系 / 091

【案例09】调整、重建亲子关系 / 094

【案例10】儿子，妈妈理解你的感受 / 096

【案例11】当我们都不再逃 / 100

【案例12】父母间的第三者 / 105

第六章：金钱没有过错——吸引丰盛的财富 / 111

【案例13】用OH卡自我探索和金钱的关系 / 114

【案例14】我为什么留不住钱？ / 118

第七章：找回迷途的自己——唤醒内在孩童和生命潜能 / 125

【案例15】遇见真实的自己，卸下伪装多年的坚强 / 127

【案例16】物随心动，境由心转 / 132

【案例17】走在回家的路上 / 137

【案例18】恐惧绝境恰逢重生 / 140

第八章：OH卡疗愈个案分享 / 147

【案例19】人生种种际遇，无不是为了带领我找到自己 / 148

【案例20】拥抱内心的感受 / 157

【案例21】慢慢在生活中开出花来 / 162

【案例22】臣服、和解、尊重、接纳，由此开始 / 165

后 记：走在回家的路上——祝福自由绽放的生命 / 169

第一章

OH 卡心灵图卡简介

一、初识 OH 卡

OH 卡作为一种"自由联想"及"潜意识投射"的心灵图卡，可以激发创造力和想象力，捕捉和提升直觉力，增进沟通与连结。这些美丽的图卡不仅适合专业的心理咨询师用于个案和集体治疗，也适合所有的成人和孩子，从艺术创作到家庭聚会，以及企业团队培训，都是很好的工具和媒介，协助我们看见解决问题的多种可能性，疗愈身、心、灵多个层面，让生命重建、蜕变、成长。

之所以被称为 OH 卡（欧卡），是因为 OH 卡系列心灵图卡的呈现一针见血、直指人心，总是会令人情不自禁地发出惊叹声："Oh！太神奇了！""Oh！太不可思议了！"……

目前，OH 卡这套经典图卡已经有 22 种语言版本，在全球各地被广泛地使用。并且，以 OH 卡为中心的系列心灵图卡，已经发展为 20 余套，如"孩童卡"（Personita）、"成人卡"（PERSONAA）、"伴侣卡"（TANNDOO）、"克服卡"（Cope）、"神话卡"（Shen Hua）等；以及限量版画家卡系列，如"波勒加尔画家卡"（BEAUREGARD）、"大溪地画家卡"（TAHITI）等。OH 卡心灵图卡系列依然在不断增加中，也有更多的艺术家加入到心灵图卡的创作。

01. OH 卡（OH-cards）

02. 孩童卡（Personita）

03. 成人卡（PERSONAA）

04. 伴侣卡（TANNDOO）

05. 克服卡（Cope）

06. 抽象卡（ECCO）

07. 自然环境卡（Habitat）

08. 土著卡（MORENA）

09. 英雄故事卡（SAGA）

10. 西洋神话卡（Mythos）

11. 一千零一夜卡（1001）

12. 神话卡（Shen Hua）

13. 弹性卡（Resilio）

14. 美食盛宴卡（Quisine）

15. 博斯 画家卡（BOSCH）

16. 莉迪雅各布 画家卡（LYDIA JACOB STORY）

17. 大溪地 画家卡（TAHITI）

18. 波勒加尔 画家卡（BEAUR EGARD）

19. 创造卡（Claro）

（附图——由左至右排列）

1

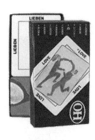
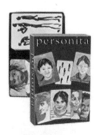
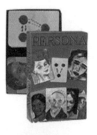
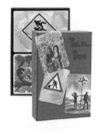

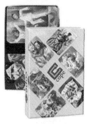
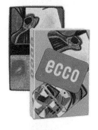
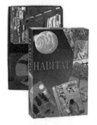
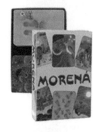

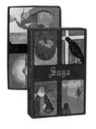
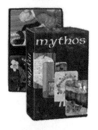
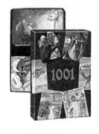
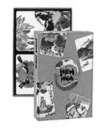

OH卡
与
心灵疗愈

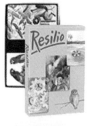
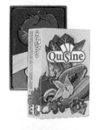
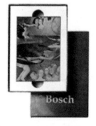
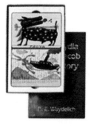

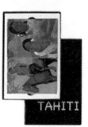
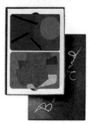

主创艺术家 Moritz Egetmeyer & Ely Raman

Moritz Egetmeyer

Moritz Egetmeyer 曾受教于加拿大温哥华的Simon Fraser大学心理学系，是一名心理治疗师，之后在加拿大Cold Mountain学院的Antioch大学获得了人本心理学专业硕士学位，正是在这里，他首次开创了OH卡原型。此后不久，他结识了墨西哥裔的加拿大绘画艺术家Ely Raman，两人合作共同创造了OH卡。

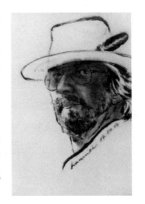

Moritz和Ely成为了朋友。出于对OH卡的热爱，以及与更多人分享的愿望，当Moritz从德国西南部返乡之后，他考量了寻找欧洲出版商的想法。但是1984年，他最终决定自己出版OH卡，并在此系列中加入其他图卡，包括Ely Raman创作的附加卡片。

在多年实践中，Moritz饱含热情地与艺术家、作家合作，将许多OH卡的奇迹带入到他们的生活中。在与Ofra Ayalon和Mrina Lukyanova的合作中，创造了COPE卡（克服卡），并创造了一套空白卡片——CLARO卡（创造卡），供人们创作他们自己的图卡。Moritz也在继续创造着新的图卡。

在教授、搜集和整合OH卡应用的这些年中，Moritz成为了一名经验丰富的导师，而他也乐于将自己的经验分享给他人。

Ely Raman

Ely Raman在美国新泽西州的Rutgers大学教授艺术的那些年中，他最偏爱的表达方式就是被他称之为"多样性结构"的艺术形式。1975年，他的艺术主题与OH卡结合到了一起，通过与Moritz Egetmeyer共同创造的OH卡，将自己的绘画变成可不断改变的"多样性结构"。

全部的图卡都可以拿在手中或放入衣袋，可以对它们进行无穷种组合，并邀请它们的使用者成为艺术的参与者，为他们的结构增加更多层次的变化。

Ely还创造并绘制了SAGA（英雄故事卡）、MYTHOS（西洋神话卡）、PERSONA（成人卡）图卡。PERSONITA（孩童卡）图卡是和Marina Lykyanova联合创作的。Ely于2007年去世，享年77岁。

OH卡哲思

在心理学领域有几个很著名的概念，其中包括：冰山理论、情绪 ABC 理论、投射和移情。

冰山理论在弗洛伊德（Sigmund Freud）思想发展的早期被提出，他将人的心理活动及其构造划分为潜意识、前意识和意识三个部分。在他看来，人的心理犹如大海中漂浮的冰山，露出水面的一小部分是意识，意识是随时可以直接被感知的心理部分，包括了任何时刻我们知觉到的所有感觉跟经验；隐没在水面之下的大部分则是潜意识，潜意识是意识的基础，是本能、愿望与驱动我们行动的欲望所在之地，包含了全部行为背后主要的驱力，

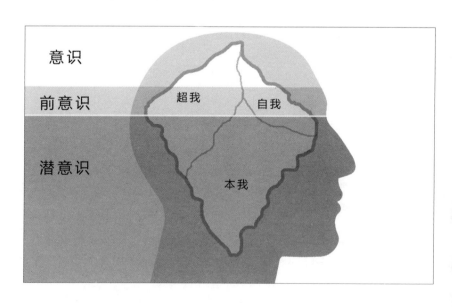

是精神分析理论的焦点所在，个人的行为动机都可以在潜意识中找到根源；前意识则是指处于潜意识和意识之间的心理现象，储存我们在某些时刻不会被知觉到、但是可以轻易地召唤到意识中的记忆。

弗洛伊德晚期在《自我与本我》（The Ego and the Id，1923年）中提出了新的"三人格结构"说，即认为人格是一个整体，这整体包括了三部分，即：本我、自我和超我。这三个部分互相影响，在不同的时间内，对个体行为产生不同的支配作用。本我（id）：是人格结构中最基本、最原始的部分，是人原有的本能，是无意识的，包括一切遗传及本能；自我（ego）：是人格的意识部分，是理性的、意识的、现实化的本我；超我（super-ego）；是从自我中分化出来的、道德化了的自我，是个体在生活中接受社会文化道德规范的教育而逐渐形成的。

弗洛伊德认为，对于一个心智健全的人而言，这三大系统是和谐统一的整体，它们的密切配合使人能够卓有成效地展开与外界环境的各种交往，以满足人的基本需要和欲望，实现人的崇高理想与目的。反之，如果人格的三大系统难以协调，相互冲突，人就会处于失常状态，内外交困，活动效率也随之降低，甚至危及到人的生存和发展。"三人格结构"是在无意识理论的基础上构造了一个完整的人格模式，展现个体的人从本能、欲望进而具有社会属性和成为文明标志的成长历程。

情绪ABC理论是由美国心理学家埃利斯（Albert Ellis）创建，认为激发事件A（Activating event）只是引发情绪和行为后果C（Consequence）的间接原因，而引起C的直接原因则是个体对激发事件A的认知和评价而产生的信念B（Belief）。即：A表示诱发性事件；B表示个体针对此诱发性事件产生的信念，也就是对这件事的看法、解释；C表示自己产生的情绪和行为的结果。埃利斯认为：正是由于我们常有的一些不合理的信念才使我们产生情绪困扰。如果这些不合理的信念存在，久而久之，就会引起情绪障碍。

如图，A（Activating event）指事件的前因，C（Consequence）指事件的后果，有前因必有后果，但因为不同的人的信念以及评价与解释不同（B1或B2），所以会得到不同的结果（C1或C2）。因此，事情发生的一切根源缘于我们的信念、评价与解释。合理的信念会引起人们对事物适当、适度的情绪和行为反应；而不合理的信念则相反，往往会导致不适当的情绪和行为反应。当人们坚持某些不合理的信念，长期处于不良的情绪状态之中时，最终将导致情绪障碍的产生。

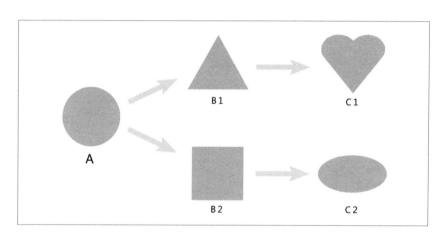

投射和移情：格兰特（Jan Grant）在所著的《移情与投射》一书中写到："移情与投射是真正的'自体之镜'，它们能够反映出内部世界的丰富内容，并且呈现出个体与他人之间的互动模式。"一般来说，移情就是无意识地以早期所建立的模式来对当下的情境的一种体验。投射是一种将自身拥有的难以接受的想法、感受、特质或行为归于他人的心理过程。投射是一种认知，移情是一种情绪，二者是各自独立但会互相影响的心理过程，在现实中投射与移情往往相伴随。

投射和移情反映出我们在看待事情和事物的时候，其实是由我们内心的信念和我们过去的经验所决定的。我们所看到和理解的，正是我们内心和潜意识的呈现，所以不同的人对同一件事物也会有不同的看法。

而 OH 卡心灵图卡正是利用这些心理学理论，让使用者在图卡提示的解读过程中，照见潜意识，去挖掘自己内心的真实想法，从这些想法里探究到真实的心理动机，充分调动内在智慧去寻找问题的解决之道，实现自我的心灵疗愈。从而，由无明踏上觉知之路，跟真我连接，回归爱的序位，连结生命源头，找回内心力量！

常用OH卡简介

OH 卡是由使用者凭借直觉抽卡或选卡，通过卡牌不同的图案和文字的组合，无限可能地发挥自己的洞察力和想象力进行解读，真正去体察使用者内心的觉知和感受。

OH 卡既可以为自己使用，在面临困境与挑战时，由自我指引自己寻求突破与成长；也可以为他人使用，帮助其他人化解矛盾与困惑；在团体培训和疗愈课程中也能运用自如。OH 卡也可以结合其他心灵图卡、塔罗牌等综合使用，或整合绘画、音乐、家庭系统排列、冥想、催眠、行星能量颂钵、戏剧表演等疗愈方式共同运用。

正版 OH 卡系列心灵图卡的每一张卡片上，均有数字编号，便于查找和记忆，且每张卡片上都有版权标识——"© ELY RAMAN 1976,1999"等字样。OH卡系列心灵图卡均为德国印刷制造，目前国内已经出现盗版的图卡（主要识别方法：盗版图卡的每张卡片上没有版权标识的文字）。出于对OH卡系列心灵图卡的创始人及创作艺术家的尊重，以及对知识产权的尊重，我们建议大家购买和使用正版OH卡系列心灵图卡，这同样也是施与受的平衡，是能量的正向流动。

在OH卡系列心灵图卡中，较为常用的是OH卡、孩童卡、成人卡、伴侣卡这四套。

OH卡

内含两副卡：一副图卡，是包含了我们生活各个层面的水彩画图画；一副字卡，是标注了引导文字的卡片。图卡和字卡各为88张。（注：88张字卡之外，另附了2张空白字卡，可以用于手写引导文字）。

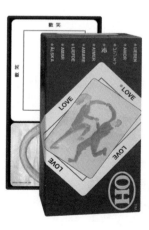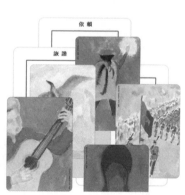

将一张图卡和一张字卡叠放在一起，来探索这一组合的意义，这样就共有7744种不同的可能性和更多的诠释。可以单独使用，也可以和伴侣、

家人或团体一起使用。OH 卡至今已发展到 22 种语言版本。

OH 卡并非塔罗牌，不用于占卜，而是能深入潜意识的有效疗愈工具，借助这些不同的图卡和文字的组合，可以激发创造力和想象力，增强洞悉力和觉察力，照见自己的潜意识，探究心理动机和梳理心理脉络，促进自我成长。既是专业心理咨询师最佳的疗愈媒介，也可以用于自我治疗、情感交流、亲子互动、团体培训等。

孩童卡

内含两副卡：77 张来自全世界的孩童和年轻人肖像卡图卡，以及 44 张反映他们之间关系的行动卡。

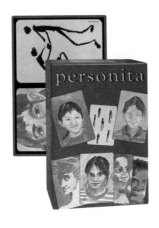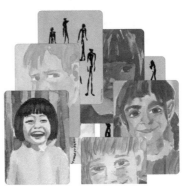

77 张肖像卡图卡是由艺术家 Ely Raman 和 Marina Lukyanova 所绘画，展现出来自世界不同国家、不同文化背景下的孩子和年轻人们，不同的性别、肤色、年龄，传达出不同的个性、情绪及表情等。44 张行动卡的设计是用身体的姿态与人数的位置来传达人际关系的互动与相处情形，可以帮助我们赋予人物肖像以动作，以此来唤起我们内心的故事。

Personita 是拉丁文，原意是面具、角色、人物或一个人。这套 PERSONITA 卡能让我们有趣地交流来自我们记忆深处或者幻想之间的联想。当我们在练习如何创意的自我表达时，因受到这些图画的刺激，我们也能在想象力中找到共鸣。

成人卡

内含两副卡：77 张来自世界各地的成人肖像卡图卡，和 33 张关系互动卡。

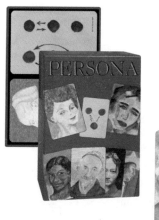
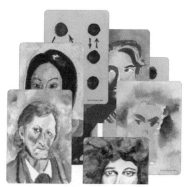

77 张肖像卡和 33 张关系互动卡由 Ely Raman 所绘画，提供了无数个关于角色扮演的内容，其中参与者可以扮演来自世界各地的人。这些人都是谁？他们做什么？他们要什么？

通过充满想象力地使用 PERSONA 这套卡，我们可以认识不同文化背景的人。关系互动卡上的"点"表示着需要用几张肖像卡，"箭头"表示着肖像卡上的人与人之间的关系。参与者可以把这些图片赋予意义。

伴侣卡

内含两副卡：99 张伴侣图卡和 44 张路标卡。

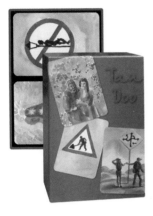 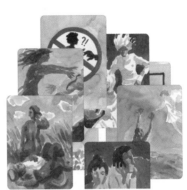

  99 张伴侣图卡描绘出关于伴侣生活的场景，象征着在伴侣关系中持续不断出现的一系列感情、愿望、需求、冲突以及疗愈模式。在同 Ofra Ayalon 的合作中，经过十多年亲密关系的咨询和治疗，将其中的经验传达给艺术家 Marina Lukyanova，再经她的画笔去用心打磨图画，创作出这样精美的作品。

  伴侣关系的探索与学习，一直是我们人生最重要的关键课题之一，因此伴侣卡也成为 OH 卡系列中图卡张数最多的一副卡牌。如此多样而丰富的状态形象可以帮助我们去深入探索我们的伴侣关系，无论是进行自我疗愈或是从事专业教练咨询工作，伴侣卡都是很好的工具。

  使用伴侣卡的路标卡时，这 44 张像路标的行动卡代表着伴侣经历的痛苦与欢乐。这些卡提供了更新的观点与想法、感觉与行动。

TANNDOO 源自古老的中东语言，意思是"两个在一起"。因此，伴侣卡（TANNDOO）不仅可以使用于探索伴侣关系，也可以用了了解人与人的搭档组合的各种情况。所有的OH卡使用原理都一样，伴侣卡（TANNDOO）也充满了隐喻，可以用大量不同的其他方式去解读，并可以与其他的OH卡系列心灵图卡结合起来使用。

OH卡心灵图卡可以应用于：

心理疗愈、自我探索、心灵沟通、潜能开发、创意联想、提升直觉、精神分析、亲子互动、艺术治疗、团体培训……

OH卡精神

◆ **没有牌意**
  每张图卡没有固定含义，自由联想与创造。

◆ **没有对错**
  如实呈现，放下关于是非评判的惯性标准。

◆ **没有输赢**
  接纳一切都是最好的安排。

◆ **案主为大**
  避免自我假设，尊重使用者的想法和独特性。

◆ 开放性问题

诸如"会如何？""是什么？""为什么？"的开放性提问方式，指引个案看见解决问题的多种可能性；而非"YES/NO？"的封闭式提问。

◆ 直觉展现

信任自己的直觉，照见潜意识，重新发掘自己的潜能力量。

OH卡礼仪

◆ 尊重每个人的隐私

我可以选择是否解释、是否描述、是否透露我的图卡。

◆ 尊重每个人的时间

我不会打断你，你可以安排自己的解读图卡的时间。

◆ 尊重每个人的见解与想象

我不会解释或重新解释你对于图卡的理解。

◆ 尊重每个人的完整性

我不反驳或者争论与澄清你的解读。放下评判的标准，没有所谓"对"或"错"。我将尽可能支持你想象的跳跃。

◆ 尊重每个人的独特性

每一个人的解读都是基于自己，图卡只是一面镜子，一个媒介。当我解释我的图卡时，我不认为你看到的就是我所看到的，你感觉到的就是我所感觉到的，你领悟的就是我所领悟的。

三、OH 卡使用技巧

使用步骤

◆ 准备

在开始使用 OH 卡心灵图卡之前，应让自己或案主处于安静舒适的环境和氛围中，或静心冥想，让心境和情绪清宁，并且集中意念观想自己想要咨询和解决的问题，与 OH 卡更好地连接。并且准备一块自己心仪的垫布，将图卡摆放在垫布上。

◆ 洗卡

洗卡类似于洗牌，既可以像洗扑克牌一般，将整副卡放在手心，抽取其中的一叠不断置于上方，直至使用者认为洗好；也可以将整副卡散落在桌上，双手交叉打散卡片，然后再归拢为一叠。洗好的图卡，背面朝上，整叠放在使用者面前，再将其摊开成弧形，便于下一步的抽卡或选卡等。

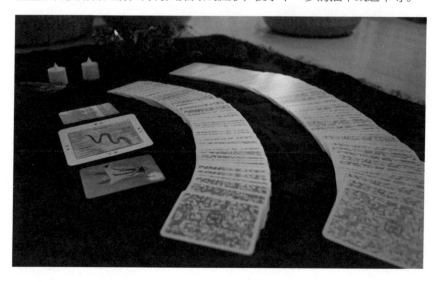

OH 卡
与
心灵疗愈

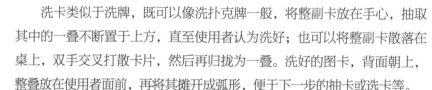

◆ 抽卡

　　抽卡是凭借直觉，在背面朝上的洗好的图卡中随机抽取一张。抽卡建议使用左手，因为左手代表潜意识，在看不到牌面的情况下，抽出的卡片更能呈现潜意识的真实状况。

◆ 选卡

　　选卡是将图卡正面朝上，看着牌面的图样，选择自己想要的一张。选卡建议使用右手，右手代表意识，是有意的选择。

◆ 排列

　　抽出或选出图卡后，依次翻开正面朝上置于垫布上，此时使用者也可以凭借直觉再次调整卡片的方向，正立、倒立、横向、斜向等角度摆放均可。摆放和排列的位置、顺序等，也完全由使用者决定。基于 OH 卡礼仪，我们尊重每个人的见解与想象，只要使用者认为是适合的。当然，使用者也有权选择不翻开图卡或不解释图卡。

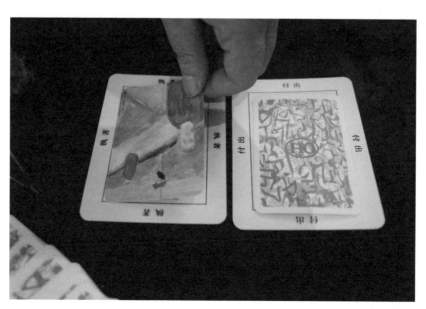

◆ **牌阵**

OH 卡也有类似塔罗牌的牌阵，是经由经验总结出来的摆放固定位次，用于某一特定主题的探索。牌阵可以依据具体状况灵活运用，或自行创造适合使用者的新牌阵。此外，亦可以不使用牌阵，完全按照使用者的意愿随意摆放，摆放位置亦可呈现使用者的心理动机。

◆ **解读**

当抽卡或选卡之后，翻开图卡正面，仔细观察每一张图卡中的图画，观看它描绘了什么？色彩如何？想到了什么？带来的触动是什么？…… 尤其要捕捉每一瞬间头脑中闪现的画面、语言、情绪感受、联想到的事件等。经过循序渐进的引导和探索，去看到自己内心的答案，会清晰明了 OH 卡所带来的顿悟与启示。

OH卡解读技术

使用 OH 卡心灵图卡的常用解读技术有：联想法、构造法、完成法、转念法。

联想法

联想法是让使用者依据看到的图像，凭直觉联想到某些人物或者场景，并且经由直觉的指引，描述在类似熟悉的场景里发生过的事情，互动过的人，觉察与这些图卡连结时的情绪变化、感受和领悟。联想法也是 OH 卡使用中最常用的方法。

牌阵"我是谁"是自我探索的OH卡练习，了解如何使用OH卡与潜意识开展对话。根据"别人眼中的我"和"自己眼中的我"这两个命题，通过选卡和抽卡的不同方式，来呈现生命的目前阶段，意识与潜意识层次对自己的认识。"选卡"是图卡牌面朝上，看着图卡或字卡进行选择，代表意识层次；"抽卡"是图卡牌面朝下，看不到牌面进行随机抽取，代表潜意识层次。

1. 别人眼中的我

（选卡·OH卡图卡）

2. 自己眼中的我

（选卡·OH卡图卡）

3. 别人眼中的我

（抽卡·OH卡图卡）

4. 自己眼中的我

（抽卡·OH卡图卡）

1. 将整副OH卡图卡牌面朝上，仔细看过每一张，用右手选择出最能代表"别人眼中的我"和"自己眼中的我"的那两张，将其放在牌阵的位置上。

2. 将余下的OH卡图卡牌面朝下，洗卡，弧形摊开，集中意念观想"别人眼中的我"，用左手抽出这张图卡，将其放在牌阵的位置上。

3. 继续集中意念观想"自己眼中的我"，在弧形摊开的图卡中用左手抽出这张图卡，将其放在牌阵的位置上。

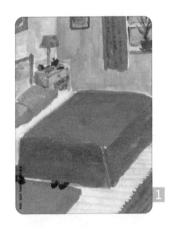
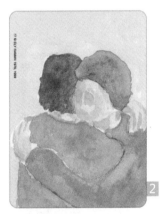
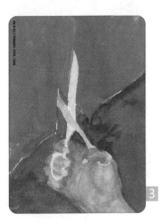
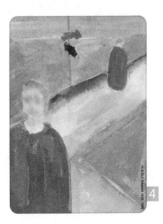

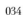

在朋友们的眼中，Z学员是非常轻松快乐的，所以她选的也是让自己感觉很舒服的两张图卡，颜色协调，而且画面中绿色部分比例较多。她觉得

"别人眼中的我"（图1）是平和温馨的，干净整洁的房间、窗台上的植物、桔红色的灯罩等细节，都衬托着温暖和有条不紊。选择"自己眼中的我"（图2）这张图卡，是因为画面中一男一女相拥在一起，是阴阳平衡的状态，也代表是一种爱，正如她自己一直都非常渴望爱。

而请她凭直觉抽出的同样主题的这两张图卡，画面却让她触目惊心。"别人眼中的我"（图3）里出现的剪刀，她认为是一把锋利的凶器，尤其还有被剪破的红布，并且看见是自己的手在拿着剪刀亲手剪破红布！这种感觉是让她非常不舒服的，在请Z学员做"剪"的这个动作时，她觉得心轮部位很卡，觉察到是自己人格中亦有过于犀利的部分，尤其对家人等亲密关系，会口不择言。同时她意识到剪刀伤害的也是自己。"自己眼中的我"（图4），呈现的两个人，她感觉是两个不同的自己——背道而驰。

"选卡"是意识层在工作，是头脑里判断产生的"幻相"；"抽卡"是潜意识层在工作，是内在真实的念头。Z学员同一主题的"选卡"和"抽卡"是很不一样的，她本来以为自己内在是和谐统一的，通过OH卡的呈现觉察到了在外呈现的自己与内在的自己并不和谐，反而是一种互相拉扯的状态。

OH卡是一种呈现，让OH卡使用者去看见："我认为的""我觉得的"不一定是真实的状态，人是最擅长于自欺的动物，头脑里絮叨的那些道理，只是为了说服自己而用的。关键时候，道理没有用，因为更强大的驱力来自95%的潜意识。生命有很多层次和面向，它们都隐藏在潜意识深处。不经由这些图卡，我们也许不能清晰地觉察到它们的存在，通常会活在我们自己头脑的主观判断中，所以OH卡是潜意识的直观呈现，借助OH卡会听见潜意识的声音。

构造法

构造法是从新的角度，用新的观点去观察、分析、理解图卡，凭直觉去描绘一个故事或重塑一幅图画等，扩展思路，重新构造OH卡的表达方式和传达信息。

　　"OH-卡绘画"牌阵是用OH卡与绘画相结合的非言语的方式，是打开潜意识宝库的一把钥匙，迅速触及纠结的关键点，疗愈身、心、灵多层面的创伤。生命本是一幅巨大的画卷，绘画是人类天生的本能，每个人都会，绕过左脑强大的心智批判系统，才可以见到生命实相！

1. 将整副OH卡图卡洗卡后，牌面朝下弧形摊开，用左手抽出一张OH卡图卡。
2. 将图卡放在一张A4纸上的你认为合适的任一位置，用彩色铅笔开始画一幅可以与该图卡连结的图画。
3. 通过自我引导或他人的引导，感受图卡带来的情绪和领悟。

【案例】　　　　　　　不在身边的爸爸其实很爱我

　　小时候爸爸因为工作原因常年不在家，B学员和爸爸的关系一直很冷漠，直至成年了也是如此，极少交流。我们引导她用OH卡探索父女俩人关系"卡住"的原因。

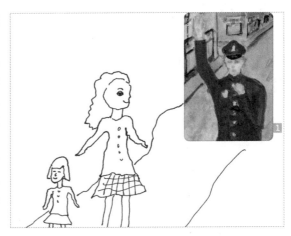

　　她抽了一张OH卡图卡代表"父亲"（图1），与卡连接，直觉是——这是一个当兵的人，正在回头跟人打招呼。这让她一下子想起了自己的爸爸，因为父亲以前是军官，由于工作的原因与家人常年分隔两地。

　　请她扩展图卡的故事，重新绘画一幅图画。在这幅图画中，她看见爸爸背着背包回家过年，刚刚走下火车，妈妈带着她一起去车站迎接，爸爸在对她们挥手。那时的自己5岁，与爸爸见面心里很开心，但又有点紧张，因为很久不见父亲感觉很陌生，所以图画中的自己背对着爸爸，不敢转身去与爸爸亲近。

当她跟随OH卡咨询师的引导说出"爸爸，虽然因为工作的原因你不能长期在我身边，不能陪伴我成长，但我知道，你是爱我的！"这一刻，不禁哽咽起来。成年之后的她终于能够理解父母在当时环境下所给予自己的爱，终于跨越了与父亲之间的无形沟壑。

完成法

完成法是使用者依据图卡，自由发挥思路，快速补充完成一句话、一个问题、一个情节等，从而捕捉内在需求、情绪、动机、冲突、防御等心理活动，察觉内心的真实情感和感受。

示例牌阵

"故事接龙"牌阵应用在团体游戏中，设定上半句，如："爱是什么？""成功是什么？""我最喜欢……""我最讨厌……""我最羡慕……""我最向往……""我最痛恨……"等主题，请大家依次抽取OH卡。根据图卡画面提示，快速说出直觉闪过脑海中的第一句话，补充为下半句。

通过这样的游戏，参与者很快就熟悉起来，并且大家的创造力越来越丰富，玩得越来越开心，这样一轮游戏下来，每个人在轻松的氛围中收获到了关于命题的启示。

另一种接龙可以用在团体里，每人抽取一张OH卡图卡，编一个有情节、有场景、有人物、有主题的故事，抽出图卡后一分钟内讲出你这张图卡的情节，要求与大家接龙的主题相关连，相吻合。这种自由想象创作，表面上看天马行空，变化无常，而事实上，从故事的叙述中仍可洞察到讲述者的潜意识及内在信念，这用在团体训练里非常有趣、有效、有力量。

转念法

转念法是运用 OH 卡进行逆境对话，人们在看待事情和事物的时候，其实是由人们内心的信念和过去的经验所决定的，人们看到的往往是自己的认知和解读，所以不同的人对同一件事物也有不同的看法。在使用 OH 卡对话进行中，根据人的言谈举止来了解影响其个性发展的片面、局限的信念，通过转念练习，用全新的信念和积极的想法将惯用的旧模式从潜意识里置换出来，从而唤醒内在的智慧，充分调动潜意识去找到问题的解决之道。

"转念"牌阵，是通过抽取OH卡，感应它带来的自己身体、情绪、心智上的影响。进而转变深植潜意识深处的负向信念，让生命重建、蜕变、成长，让生命有更多可能性。

1．主题字卡	2．对应"主题"的图卡
（选卡·OH卡字卡）	（抽卡·OH卡图卡）

1．思索一个目前想要探究和解决的主题。将OH卡字卡牌面朝上，逐一看过，选择对应此主题的一张字卡（如果字卡中没有涵盖，可以在空白卡片上或一张纸片上手写此字卡）。

2．将整副OH卡图卡洗卡后，牌面朝下弧形摊开，用左手抽出一张代表此主题的图卡。将图卡叠放在字卡上。

3．联想图卡带来的感受，觉察内在的情绪反应。

4．闭上眼睛静心或冥想，再次问自己："真的吗？""你百分之百确定这是真的吗？""当你有这样的想法时，你如何反应？会带给你什么好处？""当你不这样想时，你会感觉怎么样？你会是怎样的人？"……

5. 睁开眼睛，再去看刚才的图卡和字卡，感觉新的领悟。

【案例】　　　如何看见、转变自己的金钱信念

　　M学员想要探索的是了解自己的金钱信念是什么。先选取OH卡里的一张空白字卡，在上面写上"金钱"的字样，然后再请她抽取一张OH卡图卡与字卡对应（图1）。

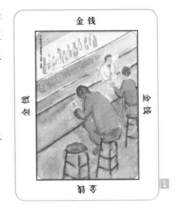

引导："你看到了什么场景？"
答："我看到妈妈坐在百货商店柜台边，手上拿着一张纸在看。"

引导："手上这张纸上写了什么？有内容吗？"
答："它其实是一张报纸。"

引导："你去看看报纸上有什么新闻？直觉闪过脑海时，你看到什么内容？"
答："我看见新闻的标题是：物价又涨了！我听见妈妈跟我说：'让我看看这条新闻，'她又转头对爸爸说：'你看看东西又涨价了，又贵了，我们家没钱，钱好紧张哦，你要多给我点钱我们才能过好日子……'我看到爸爸习惯性地呆坐在旁边，蜷缩在椅子上，他完全被我们忽略在外。"

　　M学员想到生活中妈妈的确是这样，对钱看的非常紧，也总希望她能挣更多的钱回家，总拿别人家孩子挣钱多来跟她对比。一直以来，每月的薪水自己舍不得用和穿，赶紧寄回家给妈妈，可是不管努力地寄多少，妈妈却总是嫌不够，觉得自己家不如别人家，觉得自家孩子没有别人家孩子优秀。她感觉自己的自尊心深深的被妈妈刺伤，心生怨恨。M学员也觉察到了，原来金钱使自己的父母如此受苦，这也正是她恐惧金钱的原因。

　　引导她与父母对话，将父母对金钱的恐惧感交还给他们，建立属于自己

的金钱信念："亲爱的爸爸妈妈，感谢您们给了我生命。我尊重您们的命运，我理解您们的局限性，我现在把属于您们的、对金钱的恐惧感交还给您们。从今天起，我尊重与接受金钱，我会靠自己的能力，来获取相应的金钱，达到施与受的平衡。我不再惧怕它，我打开心门，让它靠近。我也会让它在爱中流动，让它跟我成为好朋友。我是值得的，我配得到它，我配拥有它！"当她说完这些真诚的告白时，已经泪如雨下。

当她从哭泣声里走了出来，感觉内在获得了莫名的力量。然后，让M学员重新去感觉字卡和图卡，她说："图卡改变了，我看见了妈妈正在收银台支付账单，妈妈很开心，因为她买到了孩子们喜欢吃的食品，而爸爸在一旁喜悦的等着妈妈一起回家。"

OH卡提问和引导技巧

※ 开放式提问。诸如"会如何？""是什么？""为什么？"的开放性提问方式，指引个案看见解决问题的多种可能性；而非"YES/NO？"的封闭式提问。

※ 你的第一直觉是什么？你看到什么？这看上去像什么？感觉到什么？你认为这是什么？这使你想到什么？

※ 这是你生活里曾经见过的场景吗？这个场景跟你生活里有重合的部分吗？有熟悉的感觉吗？

※ 这是你想要的状态吗？你觉得自己的人生是这个样子吗？你觉得OH卡给你的指引是什么？

※ 目前你有什么不满意吗？觉得缺少的是什么？

※ 你现在身处正确的位置吗？你想继续这样的模式吗？

※ 想做些改变吗？要做什么样的改变呢？

※ 改变以后，你的身体会有什么变化？心理会有什么变化？情绪会有什么变化？灵性会往哪个方向去延伸、发展呢？

※ 你怎么知道改变后，身体、心智、情绪、灵性上会有这些变化？

※ 改变后的状态就会使你满意吗？你百分之百确定吗？改变后的人生就是你希望的吗？

※ 要实现这些改变，你要怎么做？请提出行动计划。

※ 你准备从什么时候开始做？请列出行动日程。

生命感恩辞
——海灵格

"亲爱的妈妈
我从你那里得到了生命
为了将我带到这世界你所必须承担的
还有你为此付出的代价
我将回报
我将好好利用我的生命为你带来喜悦
你的付出不会白费
我将丰富并荣耀我的生命
而且如果可以
我会将你所给予我的生命传递下去
一如你所做的
我全然地接受你作为我的母亲
也请你接受我做你的孩子
对我而言
你是最适合我的母亲
而我也是最适合你的孩子
你是大的
我是小的
我接受你对我所付出的一切
亲爱的妈妈
我很高兴你选择了爸爸

你们是我最适合的父母
只有你们"

然后跟爸爸说:
"亲爱的爸爸,
透过你我得到了生命
为了将我带到这个世界你所必须承担的
还有你为此付出的代价
我将回报
为了带给你喜悦
我将好好利用我的生命
这一切将不会白费,我会好好活着并珍惜我的生命
如果可以,我也会将生命传递下去
一如你所做的
我全然地接受你做我的爸爸
也请你接受我做你的孩子
对我而言
你是最适合我的父亲
而我也是最适合你的孩子
你是大的
我是小的
我接受你对我所付出的一切
亲爱的爸爸
我很高兴你选择了妈妈
你们是我最适合的父母
只有你们"

当人们可以在心中对父母亲这样说时
他们将得到平静
感觉到处在正确的轨道上
并且再次变得完整

"

从我们生命开始的第一天起，潜意识的力量就已经属于我们了，只不过我们未能全然认知并使用它。《OH卡与心灵疗愈》一书指引我们运用OH卡心灵图卡觉察潜意识的存在，借助OH卡直觉呈现与潜意识对话，从而穿越重重障碍走进自我真实的内在世界，重新了解自己、理解他人，重建积极美好的生命信念，唤醒与生俱来的生命潜能。

经由第一章的学习，我们已经初步掌握了OH卡的使用方法，由于OH卡心灵图卡极具灵活性和开放性，在运用中可以自由组合和无限扩展，没有设限，因此本书借由大量案例和分享，抛砖引玉，带领大家体悟OH卡心灵图卡更深层次的运用方法，愿我们在实际应用中，轻松掌握OH卡这个自助助人的心灵疗愈工具。

迷时师度，悟时自度。我们可以跟随OH卡，去看见和解开纠缠多年的心结，找到打开潜意识宝库的钥匙，了悟生命旅程的真实呈现，激发潜意识存在的能量。当我们内心可以放下过去受限的命运，就会发现生命存在的丰富可能性，充满力量地去经历、去体验自由绽放的精彩！

以下章节，将从"在工作中修行"、"原生家庭溯源疗愈"、"亲密关系合理归序"、"重建亲子关系"、"吸引丰盛财富"、"唤醒内在孩童和生命潜能"六个层面，以及22个来自OH卡疗愈的真实案例和一些简单而有效的的练习方式，逐步深入与OH卡这个心灵明镜结缘。为了尊重个人隐私，本书案例均为昵称或化名。在此，特别感谢OH卡疗愈师芦启明、LISA、素心，提供OH卡疗愈案例。也感恩各位学员和案主，愿意敞开和分享自己的成长经验！

"

第二章

在工作中修行——实现
自我价值

人生，永远都是在不停闯关中。如果这关没过，换个环境，这关还会不断被重现，不断 NG。精神分析讲的修通，也在此理。更好的环境，只能提供更好的工作、生活条件，并不会让自己的内在发展更好。生命，是由内而外的展现。万法唯心造。当下发生，当下接纳，便是最好。

——杨力虹

丰子恺先生说：我以为人的生活，可以分作三层：一是物质生活，二是精神生活，三是灵魂生活。物质生活就是衣食，精神生活就是学术文艺，灵魂就是宗教。人生就是这样的一个三层楼。

懒得（或无力）走楼梯的，就住在第一层，把物质生活弄得很好，锦衣玉食、尊荣富贵、孝子慈孙，这样就满足了。这是一种人生观。抱持这种人生观的人，在世间占大多数。

其次，高兴（或有力）走楼梯的，就爬去二楼玩玩，或者久居在这里头。这是专心学术文艺的人。这样的人，在世间也很多，即所谓"知识分子""学者""艺术家"。

还有一种人，"人生欲"很强，脚力大，对二层楼不满足，再走楼梯，爬上三层楼去，这就是宗教徒了。他们做人很认真，满足了"物质欲"还不够，满足了"精神欲"还不够，必须探求人生的究竟。他们以为财产子孙都是身外之物，学术文艺都是暂时的美景，连自己的身体都是虚幻的存在。他们不肯做本能的奴隶，必须追究灵魂的来源，宇宙的根本，这才能满足他们的"人生欲"。这就是宗教徒。

用OH卡心灵图卡来探索"工作—事业—志业"的人生三大功课，便是借用丰子恺先生的生活三层楼的理论比喻，相信容易帮助我们悟出其中的奥秘，知道自己今生如何选择住第几层楼。

住在第一层楼的人们，他们主要忙碌于"工作"，它是养家糊口的基本来源与保障，它可以保证我们人格独立、经济独立、自食其力。从"工作"跨越到"事业"的人们，住在第二层楼里，他们自己投入精力、时间、金钱来创造内心的理想与目标，享受创造过程中的乐趣。然而，他们在完成目标的过程里，可以清楚看见：物质生活，就算自己竭尽全力，快速满足，精神上带来短暂的兴奋与快乐后，下一个目标又出现了。他们又在设想：也许拥有了它，就会更好一些。这些假设，成了驱使他们不断向前抓取的动力，最后，他们就像轮圈上快速转动的仓鼠，拼命奔跑，盲目抓取，而忘了奔跑的初衷。当稍有间歇停一下，便会被莫名的空洞与虚无感所包围、吞噬。重复多次后，他们肯定：这些假设，这些物质上的满足，都无法填补他们内心的真实需要。名、利，概莫能外。

于是，他们在人生之旅的外求过程中不断遭遇困难挫折，而这些痛苦的环境逼着他们更深地向内走，去更贴近、觉知到真实的自己，通过不断提升自己的意识，从而丰富经验及感受，增长智慧。他们选择走向第三层楼入住，他们即是迈入"志业"阶段的人们。他们这时已经悟到了自己人生之旅的内在使命是"觉醒与合一"，了解了此生来到人间的终极目标与愿景，所以能够真实体验内在的满足。

许多人将身心灵整合当作自己的"志业"，通过灵修体验生命的合一性，充分实现自我价值，还可能帮助到其他生命。其实，修行并不只是在山洞或庙宇里，工作也是我们最好的修行道场之一。

首先，我们做一个完善的、自食其力的人，一个能够敞开心胸，勤劳善良，能自我实现，也能帮助别人的人。如果我们从事的职业是利益众生的，那我们的工作就是有价值的，是应该被热爱的。一生中，我们会有许多选择的机会，工作，是其中之一。如果自己内在的障碍并未穿越，自己和原生家庭的关系并未理顺，那么，无论找哪一份工作，你都不会开心、快乐。永远被"度日如年""关系障碍重重""充满焦虑""心力交瘁"……等等情绪纠结，无法享受跨越到事业阶段的创造乐趣，迈入志业阶段全然绽放的自由轻松。只要自己愿意面对真实的自己，愿意去了解生命的本来面目，蜕变会当下发生。

示例牌阵

工作 – 事业 – 志业 ▶

此牌阵排列，可以帮助我们进一步了解在工作、事业、志业的发展阶段跨越中，如何理顺各种合作关系，整合自身的优势资源，在工作修行里尽情享受创造的乐趣，走向自我价值实现的道路。

探索在工作里修行的牌阵，亦可以根据个案咨询的不同状况，进行多种变化和组合。

1. 在空白字卡（或白色纸片）上写上"工作""事业""志业"三个探索主题字卡。
2. 从OH卡图卡里各抽取三张，分别代表"工作""事业""志业"三个阶段。
3. 在孩童卡的行动卡里，抽出一张行动卡代表从"工作"跨越到"事业"的行动方案，然后再抽出一张行动卡，代表从"事业"跨越到"志业"的行动方案。
4. 请说出直觉呈现的场景画面，感受自己看见每个场景时的心情和感悟。并尝试做行动卡里相同的动作，体验身体的知觉。同时通过引导，进行开放式对话，探索工作、事业、志业阶段跨越的可能性。

1. 工作 (抽卡·OH卡图卡)	2. 事业 (抽卡·OH卡图卡)	3. 志业 (抽卡·OH卡图卡)

4. 从工作到事业 　　的行动 (抽卡·孩童卡行动卡)	5. 从事业到志业 　　的行动 (抽卡·孩童卡行动卡)

【案例01】 　用OH卡与家人进行"工作－事业－志业"的探索游戏

　　萧悦参加了"自在家园"举办的《OH卡心灵明镜工作坊》的课程学习，她很信任OH卡，每每觉知情绪纠结时，就尝试用OH卡自问自答，进行自我疗愈，在OH卡的指引下不断挖掘自己的潜意识能量。她感觉到自己的"觉知、合一"在不断成长。这天，她开始尝试将自己的OH卡经验与家人分享，邀请先生做"工作－事业－志业"的探索游戏。

　　萧悦学习OH卡心灵图卡已经2个多月，OH卡给她带来了许多改变，尤其是经常与自己潜意识对话的练习，使她应付负面情绪袭来时从容了许多。她非常珍视与享受OH卡带给自己的美妙经历，当她感到身心困顿无力时，就用OH卡做探索游戏，帮助她观察内在，追溯根源，找回穿越重重情绪障碍的力量。萧悦常有个念头在脑海里飘过："如果有一天，我有能力将这种疗愈的经验用于个案咨询，可以帮助众多受苦迷失在生命旅程各阶段的人们寻找回归自己家园的路，这对于我，将是一件很有生命意义的事情。"这种想法在她忙碌完公司经营工作的静夜中偶尔浮现，她尝试看清楚，感觉到飘忽的念头日渐清晰："我的志业是帮助自己找到'家'，以我的生命经验为更多迷路的生命服务。"

今天机缘恰巧，萧悦与先生谈起她近来应用OH卡的体验和收获，先生很欣喜她的变化。她说："如果你感兴趣，我可以带你用OH卡做一个'工作－事业－志业'的游戏，你可以自己体验一下。如何？"先生爽快应允了。于是，萧悦始料未及地迎来了她的第一个OH卡咨询个案。

萧悦和先生简单介绍了一下OH卡的游戏规则，先生很快就听明白了，他凭直觉抽出三张OH卡图卡分别对应主题字卡。请他深呼吸先让自己平静下来，然后开始OH卡探索"工作－事业－志业"，指引他先看代表"工作"的这张图卡（图1），提示他凭直觉捕捉脑海里掠过的第一个念头，相信它是真的，是OH卡唤醒的潜在意识。

几秒之后，她问："你看见了什么？这个场景你熟悉吗？在你的生活里是否出现过？"

先生说图卡上的人正是他自己，他用手挡住自己的眼睛，不愿意看前方。

请他去看看：前方有什么？为什么他不愿意去看？
他说前方是他过去经营的公司，因为没有经营好，不能给家庭带来丰盛的物质和经济，他感到很内疚。

她问："如果有一句话，你对图卡里的自己说，你会说什么？"
他答："我过去一直努力想将公司经营好，而IT行业不适合我，我的努力没能创造出好的经济效益，但是过去的这些经历磨练了我，让我的心智成长了。这些经历对我今后的事业将会帮助很大。我觉得自己要感谢过去，它对于我而言是一笔另外意义上的财富。"

她说："是的，接纳感恩过去，就是祝福新的开始。你现在可以试试，手能放下来吗？"

先生按着她的指引尝试那个动作，他说可以了，现在他的手放下了，他感觉视界被打开了，他的目光非常坚定正朝前望去，看见了数个闪亮的光——那是新的机会起点，他正朝它们走过去。

她给予他祝福："祝福你新的开始能帮助你成就自己。"

接着，萧悦请先生与"事业"这张图卡连接（图2），问他看见了什么场景。

他说看见一台精彩的戏剧正在演出，他是台上的小丑。

请他闭上眼睛再次与图卡连接，去体会：卡上的小丑是什么心情？有什么话是否要和他说？

他答："他告诉我他想登台当主角，现在这个角色让他感觉有些落寞和无奈。"

她问："你可以问问他，为什么要想当主角？"

先生答："他说因为当主角才能让他感受到参与演出的精彩。"

她说："哦，你可以问问他怎么样能当上主角。"

先生答："他说凭借他过去的努力积累下的资源支持，不久他就能扮演上主角，演出属于他的精彩戏份。"

在一问一答中，接着轮到了第三张代表"志业"的图卡（图3），请先生说说连接这张卡的感觉。

他说："我看见了自己手里正在拿着一手好牌，等待着大家摊牌的时刻，心里有些紧张有些期待。"

她问："你可以去看看自己手里的牌？看这些牌是什么？给你什么启示？"

他说："我看见自己手里的牌很大，大家摊牌时，我赢了。我非常的开心。"

萧悦继续请先生看行动卡，请他去感受一下这两张行动卡，从工作跨越到事业、从事业跨越到志业的行动力量。

他说："从第一张行动卡（图4），我看见了自己的两个行动状态，右下角的第一组是我正在说服事业合作伙伴一起合作，左上角的第二组是志同道合的合作关系已经建立起来，我正与合作伙伴携手并肩一起朝事业方向努力。从第二张行动卡（图5），我看见了自己在志业阶段'乐施于人，兼济天下'的形象，而要成就这个形象，自己需要踏实平稳经营好事业，才能够获得支撑志业的能量。"

请他将5张图卡连贯起来，感受OH卡带给他的"工作－事业－志业"的启示。

他说："我要感谢过去的积累，它给予我创造事业精彩的支撑力量，我已经遇到志同道合的合作伙伴，我们的整合将给我的事业添加动力，稳固事业后最终可以成就我的志业理想。"

萧悦第一次咨询个案顺利结束了。先生对她的开放与信任，让他们非常顺畅地完成了这个OH卡咨询互动，疗愈的能量振动均衡地流转，帮助先生梳理和疗愈内在情绪。个案完成后，先生像孩子一般揉着双眼，说好困想睡觉，不一会儿功夫，他已酣睡。醒后，与她共用午餐，他说OH卡游戏确实挺神奇的，帮助他很好的厘清了一下自己，他感觉到了轻松。

萧悦这次与家人的OH卡探索游戏，也帮助她觉察到先生坚强背后的伤处，让她重新去理解他。在她印象中，先生一直以来对她关爱有加，总是将她呵护在阳光下，希望给内心惯于依赖的她更多宽容和安慰，他总是耐心地陪伴和鼓励她的成长。如今她知道，其实先生自己亦有疲倦无力的苦，心里承担着对过去负疚的累。萧悦想到这里，心不禁变得柔软而温暖。这一刻，她领悟到了，接受自己依赖、安全感缺乏的局限性，也理解和接纳先生的局限性，给予他关爱以及更多的支持和鼓励，可以帮助他勇敢地朝未来走去。这样，两人可以一起在伴侣关系里共同创造，成就彼此！

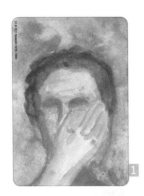
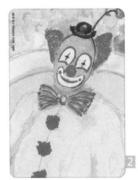
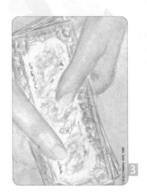
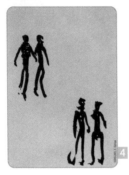
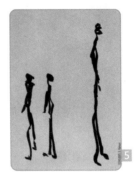

力虹说

　　当我们的生命可以进入到志业阶段，那是实现自我价值的最高峰。当然，如果你的人生只在工作、或者事业的阶段里停留，也未尝不可。

　　一切于你，没有更好，只有刚刚好。所以，一切的发生与发展，都是恰当的。无论你身处哪个阶段，都请你去觉察自己的内在，听见内心的声音，探索更多生命的可能性。当然，OH 卡是一种很好的工具，术为道用，转识成智。

示例牌阵　　　　　　　　　　　　　　生命之旅 ▶

1. 我（抽取一张OH图卡，或孩童卡的图卡）

2. 可以整合的资源或贵人（抽取一张OH图卡，或成人卡的图卡）

3. 旅程中会遭遇的违缘或障碍（抽取一张OH图卡）

4.解决方式或途径（抽取一张OH卡图卡，或伴侣卡的路标卡）

5.生命的目标与意义（抽取一张OH图卡）

<table>
<tr>
<td>

1. 我

(抽卡·OH卡图卡
或孩童卡图卡)
</td>
<td>

2. 可以整合的
资源或贵人

(抽卡·OH卡图卡
或成人卡图卡)
</td>
<td>

3. 旅程中会遭遇
的违缘或障碍

(抽卡·OH卡图卡)
</td>
</tr>
</table>

<table>
<tr>
<td>

4. 解决方式
或途径

(抽卡·OH卡图卡
或伴侣卡路标卡)
</td>
<td>

5. 生命的
目标与意义

(抽卡·OH卡图卡)
</td>
</tr>
</table>

【案例02】 OH卡智慧探寻生命之旅

> 今世生命旅程的目标和意义是什么？这是一个深刻、奥秘的课题，芸芸众生尽其一生的时光去经历、体验、总结、反省、领悟。珊珊就是其中一位。她用OH卡去感受自己每次的神奇变化，不由惊叹："OH卡心灵明镜的启示，帮助我一念之转，转乾坤！"

珊珊怀着一颗尊敬、谦卑、虔诚的心，用OH卡去探寻自己的生命意义。她凭直觉抽出一张孩童卡代表"我"，抽出的四张OH卡图卡，依次代表"资源和贵人""违缘与障碍""解决方式""生命的目标和意义"，这五个命题，直觉看见了一副生命画卷在眼前展开，OH卡已经清晰呈现今世的使命和意义。她不禁再次惊叹OH卡的神奇和美妙！

代表"我"的内在孩童卡（图1），通过与图卡上的孩子对话，珊珊遇到了自己的内在小孩，她听到了内在小孩对自己说："我原本是一个快乐的孩子，带着微笑来到这个世界，开始了我今世的生命旅程。"

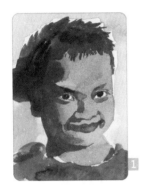
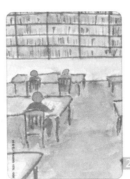
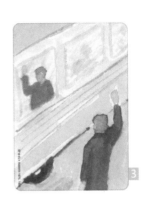
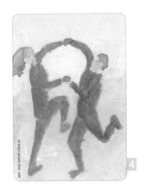
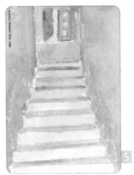

经由第二张OH卡与潜意识对话（图2），珊珊觉察到"学无止境"是她的资源和贵人。

在这人世间，因业力和家族的命运，她遭遇到了许多困难和障碍（图3），如与父亲和姐姐的生死离别、与前夫的离异和与儿子的骨肉分离、与事业合作伙伴的背叛竞争、与丈夫为了事业异地分离等等，一路上恐惧、指责、抱怨等无法理清的纠结情绪此起彼伏。危机也是成长的沃土，正是缘于这些苦难的磨练，让她开始踏上身心灵疗愈的学习之路，通过学习，穿越生命的重重障碍，不断唤醒内在的生命潜能，正在创造属于自己的生命实相。

随着潜意识的深入探索，珊珊洞悉到自己的生命实相越来越清晰可见，她看见了自己一直背负着父亲、母亲、姐姐的命运，从而让自己的生命不堪重负迷失自己。如今她臣服、接受家族里曾经发生过的事情，尊重父亲、母亲、姐姐的命运，将他们的命运交还给他们，现在是与他们挥手告别、目送他们离开的时候。她的灵性小屋从此恢复了属于自己的生命色彩与宁静。

代表"解决方式或途径"的第四张卡OH卡图卡（图4），意味着从今天开始，她终于可以拥有属于自己的命运，与丈夫一起谱写爱情故事，在这个春天里两人开始携手共舞，自由自在随着生命舞曲翩翩起舞。

与最后这张OH图卡的对话过程中（图5），珊珊看见了一副神奇、美妙的画面：身心灵灵性世界的大门已经向她敞开，里面透出了温暖的爱之光，直觉呈现内在世界的灵犀地图已经展开，指引她内观找回迷路的内在小孩，带她回家，与身体整合合一。这一生她将拾阶而上，向这个世界走去，寻找爱与光明，因为那里是她生命之爱的源头！

此时，珊珊结合《OH卡心灵明镜工作坊》课程上关于"工作—事业—志业"练习中抽取到的那张代表"志业"的OH卡图卡（图6），它启示自己："人生如戏梦，自己看到的各种悲欢离合的场景和人物角色终究是在戏里，随着幕起幕落，经历出戏入戏，不要执著于某个场景或某个角色，让自己卡在其中企图控制剧情的发展其实是让自己失去生命自由。"

她刹那间顿悟："原来，我今世的功课是在这场生命游戏里学习持续修行一颗出离心，入戏的每个当下享受剧情，出戏的时刻不执著于熟悉的场景和角色，从容抽离。"

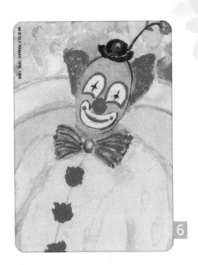

力虹说

在我的学员或者案主中，最多被提及到的探索主题是：此生，我为何而来？因为这个缘起，有了 OH 卡课程里的生命之旅探索，用 OH 卡结合音乐治疗，让学员们得到生命的答案，让自己在生命之旅中更加坚强、自信、笃定地朝向未来。当然，在我的其他工作坊或个案里，我也会用到催眠、音乐治疗等方式来探索生命的终极意义。

让有缘人踏上回到内心之家的路，始终是我的发心。

第三章

接受父母是最好的安排——
原生家庭溯源疗愈

父母带给你生命，你经由他们的管道来到人间。这个是你此生能收到的最宝贵的生命礼物了。珍惜它？传承它？漠视它？还是毁掉它？由你决定。同时，你也必须为自己的选择负责。这就是人间的游戏规则。

——杨力虹

很多人，因为自己童年时期的某些经历，或者父母当时的处理方式给自己造成了伤害，于是"不幸的童年"被自己深藏入潜意识里，对父母产生了对峙、抗拒甚至是"仇恨"的情绪。如：出生后被父母送到奶奶家抚养，你会认为父母讨厌你；小时候与哥哥发生争执，妈妈大声训斥你，你会认为她偏袒男孩，你恨自己身为女孩；某次考试成绩不理想，父亲将你的试卷撕掉，甚至暴打一顿，你会认为他不爱你…… 不管父母为你做了什么事情，都是在他们当时那个状况之下，他们已经做了当时最好的选择与安排。

当一个人能够从童年的"受害者"的角色里脱离，把生命放到更大的背景下，去看见那些"不幸"都是成为今天的自己的宝贵财富与资源，去看见造成自己"不幸"的父母，他们也并非想成为那样伤害、破坏你童年的人，那些"畸形教育"并非他们蓄意而为，只是，他们也没有学会爱，也不知道如何去表达。甚至，他们当初那样让你"不幸"，内在动机居然是源于"爱"与"保护"…… 这样，我们就能够剪断和父母之间仍然连接着的心理脐带，尊重父母的命运，放下对他们的怨恨，理解他们的局限，接纳他们本来的样子。同时，为自己的生命负责，勇于承担自己的命运。

老子曰："万物芸芸，各归其根。归根曰静，静曰复命。"宇宙间万物的本质都是能量的相互作用，每个人来到人间，都是经由父母的管道而来，本身就带着父母的能量。父母是生命的源头，如果记恨父母就是无法与自己生命源头连接，无法归根寻静，不能快乐心安。

也许你感觉自己的父母不如其他人的父母那么完美、贴心，然而对你来说，他们给予你生命——这便是今生最大的礼物，他们是最恰当的父母。当你能够接受如此，那么自己愈能够与父母这爱的源头和睦相处，愈能够爱他们，你的内在也会因为充满爱的流动而吸引外在的美好能量自由畅流。

OH卡可以被运用于觉察与原生家庭关系的练习。

示例牌阵

你-我-他/她 ▶

每一组OH卡代表一位家庭成员，以你的心灵之眼去体会他们的内心世界，觉察自己与家庭成员的关连。可以将你所了解的家庭故事或曾发生的特殊事件（如：夭折、早逝、被领养、私生子、离婚、流产堕胎、犯罪事件、自杀、暴力、遗产分配不均、不当得利等等），标注在每位家庭成员旁边，然后去跟每一个人做15秒的连接，逐一在心里给每个人留一个位置并祝福他们……与整个家庭系统连结，你会越来越强烈地感受到来自家族系统动力的支持。

1. 抽取一张OH卡字卡和一张OH卡图卡（或孩童卡图卡、成人卡图卡）作为一组，代表家庭中的一位成员。
2. 抽取一组OH卡代表自己。
3. 继续抽取一组OH卡代表家庭中的其他成员。可以根据成员人数依次抽取下去，每一组OH卡代表一位家庭成员。
4. 按照自己的直觉将以上这几组OH卡进行位置排列，摆放在自己认为最合适的位置。通过OH卡的联想，与潜意识对话，呈现自己与家庭成员的关系，检视这样的家庭系统排列对自己的影响。

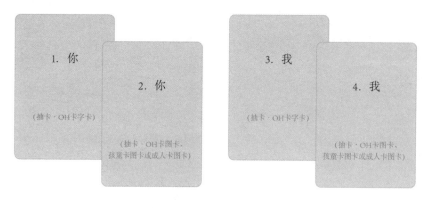

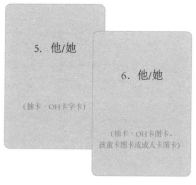

羽霓，一个用冷漠、刚强包裹外表，内心却敏感脆弱的女人。8岁那年，她的妹妹出生以后，爸妈将她送到奶奶家，她感觉到家里的欢笑里从此没有她了，只属于爸妈和妹妹三人之间快乐的场景，让她成了一个被世界遗忘的可怜"孤儿"。羽霓对爸妈和妹妹的"恨"让她一直挣扎在与原生家庭的关系冲突中，她选择走进各种身心灵工作坊寻求解脱痛苦之道。

某次工作坊上，羽霓对那些热情上台分享奇迹以及争当班委的同学们不屑一顾，她的觉察知道，她又掉入了在原生家庭里的情景，自从妹妹出生以后，家里的欢笑里就没有她了，那是爸妈和妹妹三人之间快乐的场景，而她只是一个被世界遗忘了的、可怜的"孤儿"。

工作坊的最后一天，羽霓实在不喜欢跟那些"小我"非常强烈的人一起去吃饭，她们很喜欢评判饭菜和餐馆，一副公主般骄傲的样子，羽霓心想，不就是吃顿饭嘛，用得着装成这个样子嘛，估计在家里连馒头咸菜都吃得津津有味。羽霓买了一桶方便面，准备在教室里用餐。面泡好了，她开始吃的时候，进来了两位同学，请她帮忙把房卡交给主办方，因为她们一点之前必须退房。羽霓虽然不太好意思拒绝她们，但心里是不愿意管的，因为她只想一个人待着。刚好另一位同学接着问了一句："请问，你叫什么名字？"她心里的厌恶感马上提升到了顶点，随即拒绝了帮助她们，告诉她们："我并不想管这件事，请你们自己解决房卡的问题。"话说出口，羽霓其实眼泪已经快流出来了。因为她觉得自己已经够可怜的了，她都没有办法进入到"集体"这个环境，只是一个被世界冷落惯了的小孩。那位同学立刻解释着——不是不信任她，只是想与她亲近……

可是羽霓已经决定不管这件事了。在两位同学离开后，她的心里非常不舒服。这种不舒服，已经到了她可以进行自我疗愈的标准线了。于是，羽霓拿出背包里的OH卡，抽取代表"你、我、他/她"的图卡，呈现如下：

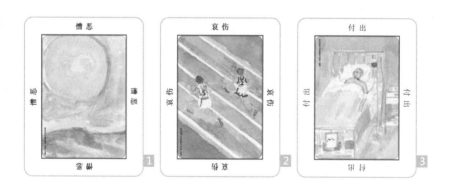

第一张OH卡字卡是"憎恶"，在对应的图卡中（图1），羽霓看到了一碗鸡蛋羹，那是妹妹小时候吃的，而羽霓已经8岁了，没有这个待遇了，于是每一次奶奶从锅里端出这一碗金灿灿的、飘着油花的鸡蛋羹，她就觉得好吃极了。奶奶仁慈，但她也只能吃一小口。于是，小小人就眼巴巴地看着妹妹一大口一大口地吃着好吃的鸡蛋羹。憎恨，也许是憎恨妹妹，如果没有她，这碗就是羽霓的，也许是憎恨爸妈，如果他们不选择要二胎，这碗同样是自己的，更多的是憎恨自己，为什么自己这么倒霉，为什么自己要馋！

第二张字卡是"哀伤"，OH卡图卡中（图2），羽霓说自己是那个穿蓝色衣服的人，拼命地迈着大步子向前跑，可依然追不上那个看起来并没有太用力的红衣人。自己跑得好累，无论怎么想起超妹妹在爸妈心里的位置，感觉自己都做不到。哀从心起，一直、一直在拼命地努力，直到有一天，羽霓选择再也不需要爸妈的爱和肯定，死死把他们抵在门外，她去外地上学，去公司住，就是因为不想见他们。那个"蓝衣服"的自己，并没有看前方，头是歪向一边的，怎么？！如此的心不在焉，假装不在乎成绩吗，假装不需要爸妈的爱吗？羽霓知道，那是一种自欺欺人。再看"红衣服"的妹妹，她虽然跑的比自己快，可她的脸是朝向自己的，一边还大声喊着："姐姐，加油啊！"看到了这里，羽霓泪湿了眼眶："妹妹，我的好妹妹，姐姐一直都误会你，你给我的爱，比我给你的要多太多了。而我总是那么自私，总是认为是你夺走了我的爱。"自此，心中对妹妹只有血浓于水的、一母所生的亲切和浓浓的亲情。

第三张字卡是"付出"，羽霓看了一会儿对应的OH卡图卡（图3），实在不明白，付出？自己要去付出，还是那个病床上的人需要自己的付出？……祈请潜意识的引领，羽霓再次跟图卡连接，越看越像是她的妈妈，妈妈怎么会躺在病床上呢？还输着血，妈妈怎么了？妈妈要死了，她处于生命的垂危状态？……"不！妈妈！你不要走，妈妈，我爱你，你不要离开我！"眼泪随即洒落了下来，重重地滴在瑜伽毯上。妈妈一辈子就只有自己和妹妹两个孩子，她已经付出了很多很多，她要照顾孩子们的吃穿，孩子们痛苦时，她要跟着操心，无论是孩子们的工作，还是结婚、生子、生活、生病，妈妈都跟着操心，原来妈妈如此爱自己，而自己却一直赌气，非要让爸妈变成自己希望的那个样子，他们做不到，自己就生他们的气，不回家，冷漠加蛮横。看着病床上、也许就要永远离开自己的妈妈，以后可能都不会再有一个人可以像她这样地包容自己、爱自己，可以无条件地帮助自己的人，羽霓所有对妈妈的恨，也许是小时候妈妈经常打自己，抑或经常骂自己，甚至会指派自己干很多家务，在眼前这一刻，统统都不重要了，羽霓只是想让妈妈活着。"妈妈！你不要死！不要让我看不到你！"那种深深的依恋，那种母女之情顷刻间迸发了出来。这时，羽霓已经明白了，妈妈在她心里有多么重要。眼泪早已经是断了线的珠子，噼里啪啦地往下掉，这是迟来的告白。幸好，羽霓借助OH卡提前看到了这一幕，否则，真的要到失去时，才知道珍惜。

OH卡自我疗愈做完了，羽霓又狠狠地哭了一场。当之前那位让羽霓帮助带房卡的同学回来时，羽霓邀请她过来坐坐，并把这个过程讲给了她听。于是，在这个机缘下，那位同学请羽霓也帮她做一个OH卡个案，又一次深刻的疗愈再次发生了，眼泪流吧，跟我们的潜意识好好地拥抱一下吧，它可能已经等了好久好久。

回到教室，羽霓再看那些工作坊中上台分享的同学们，心中已经没有那种孤立和冷漠了，她第一次主动跟主办方的老师要了微信，跟很多同学留了联系方式。羽霓知道，当下，心已经因为接纳了妈妈，而接纳了自己，更是接纳了这个世界。

母亲，是所有关系的源头，跟母亲的关系是所有关系的母体。前些日子，羽霓疗愈了跟爸爸的关系，那个场景也是泪如雨下，父亲是金钱事业的源头。OH卡的疗愈很深很深，你想面对多深，OH卡带来的疗效就有多深，有时候这个疗愈就是顷刻间发生的，碰触到真正的潜意识，看到那些信念，看到真相，我们就会越来越轻松。

亲爱的，你是否也卡在某个状态中无法动弹，不知道路在何方，也许OH卡这个媒介可以助你一力，你可能就会看到心中不一样的风景。

力 虹 说

海灵格说，没有母亲，就没有事业；没有母亲，就没有金钱；没有母亲，就没有亲密关系……意思是说，带给我们生命的母亲，如果我们不能接受她，那等于我们拒绝了全世界。

如果我们身陷于"受害者"的角色里顾影自怜，那我们除了看世界不顺眼，处处与人为敌外，我们还会遭受情绪困扰、事业受挫、金钱远离、亲密关系无法建立或者破裂等。当我们真正地看见那个受伤的内在孩童，给他允诺，给他关注与肯定，给他呵护，带着他一起慢慢长大，你会发现以成年人角度来看待当年的事件已经完全不同，去尊重、臣服、接纳时，你会看清：当年父母做的是最恰当的决定。正如，对你而言，他们是最恰当的父母一样。

3

　　芸到东天目山的"自在家园"来做个案前，犹豫反复了五六次。她的自述表是这样描述的：身体没病，但焦躁，心慌得睡不着。自己已经压抑到了感受不到喜怒哀乐的程度，身心完全空了，呼吸都喘不过气来，希望恢复情绪，感受到自己的情感……芸见到杨力虹老师时，描述自己的过往：我有很深的抗拒，死也不愿改变的想法，而且强烈压制自己不去感受，并且，觉得不会有什么方法对我有用。这种情况之下，我来做疗愈个案，是否还能改变？我曾经接受过催眠等其他心理辅导，但是在过程中自己也很抗拒……

　　也许是芸还没准备好打开潜意识里那个"安全"的暗室，因为打开的时候，意味着光透进来的同时，也极可能有伤害降临。对未知的恐惧，对改变的不确定，常会让她犹豫不定。看见芸的犹豫，杨力虹老师给她建议，如果没有准备好，还不想GAMEOVER，那就等机缘成熟再来，不迟。

　　两天后，她来了，她说不想再继续玩了，想从受害者的角色里出离。她从广东一个遥远的海边城市来，带来的是满脑子的身心灵术语、知识、名相、著作段落，还有，其他疗愈师给她的"重度抑郁症"标签。

　　芸在自在家园的个案如期进行。杨老师先让她躺在地上做半小时的行星能量颂钵疗愈，清理积压已久的情绪。因为不是她抗拒的"催眠"，所以她很快全身经络打通、自然呈现出冥想状态，看见父母影像，情绪开始释放，从无声地捶打地板，到越来越大声地痛哭、大吼大叫、吐痰……这个过程持续了四十多分钟。出现了愤怒、悲伤、歇斯底里等积压已久的原生情绪。

　　这个环节结束后，杨老师用了空椅疗法，让芸继续释放情绪、用家排里的关键词句跟父母，尤其是母亲的命运和解。在起先的过程里，她一直在指责父母："为什么你们不要我?！天天只知道打架、吵架！从来不管我和弟弟！"

　　芸叙述着她的原生家庭里父亲的原罪："我父亲长年酗酒，喝醉酒就发酒疯，打妈妈和我们。平日里也是脾气暴躁，几乎每天都和妈妈吵架，甚至暴力殴打。妈妈已经完全不想跟他过下去了，可是，父亲还不肯离婚。目前妈妈、弟弟和我都住在沿海城市，父亲独自在老家多年，我们全家都不喜欢和父亲在一起，我也不想和他在一起。"

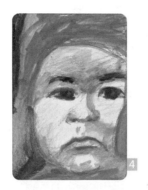

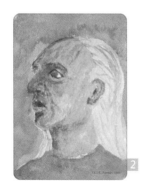
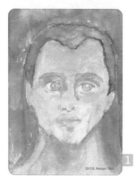
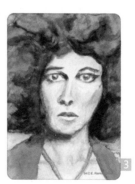

　　杨老师用OH卡心灵图卡中的成年人卡让芸做家族系统排列，她始终把自己（图1）的位置放于父母（图2/图3）中间，她说要保护妈妈，不让爸爸靠妈妈太近，不让爸爸打妈妈，她的心中充满对父亲的怨恨。当代表自己的内在孩童那张图卡（图4）被抽出来时，她又一次痛哭，她看见了8岁时的自己在深更半夜，领着弟弟去敲爷爷奶奶的门，请求留宿，家中的父母正在忙着打架。她清楚地看见那个受伤的内在孩童的表情，体会到当时自己不被父母关注、照顾、呵护的绝望与痛苦。

　　杨力虹老师引导芸继续用OH卡探索要面对的问题，她选出了"疲惫"这张OH卡字卡，然后凭直觉抽出OH卡图卡相对应（图5）。当这张图卡出现在她眼前时，她感觉到身体的无力与沉重，挣扎、呼救的状态又重新出现。

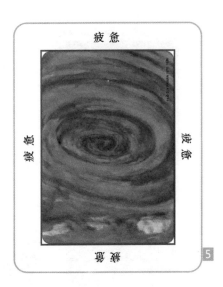

问："你在画面中吗？"
答："我好像在旋涡中。"

问："如果这世界上有一个人能够救你出旋涡，那个人会是谁？"
答："爸爸。"

芸停了五秒左右，她突然有个领悟："我看见旋涡中的是我爸爸，他深陷自己的命运漩涡中，他无力摆脱，他快要淹死了。我想救他，可是，我没力气，没办法，我只有生病……其实，长大后的我，除了对父亲的恨，更多的是可怜他，心中也常有愧疚感。"

杨老师让她将放在父母中间的图卡往下移动，与父母相对。

问："你在这个位置，感觉如何？"

答："感觉到轻松好多，肩膀也松开了。"

杨老师引导她再一次跟父母相对，请求母亲："亲爱的妈妈，请允许我像爱您一样，爱爸爸。"告诉父亲："亲爱的爸爸，我救不了您，您是大的，我是小的，我只是个孩子。相信您们能处理好自己的问题。感谢您们给了我生命，我身上流着您们的血液！对我来说，您们是最恰当的父母……"

在整个引导过程里，芸清楚地看见自己用生病、用两年不工作、用不交男友等方式在报复父母。引导她以长大后的自己的眼光来看待过往的发生，来理解父母的局限。

当芸把父母命运交还给他们，她看见父母背后的祖先们，向他们介绍自己，请他们祝福自己健康幸福地活下来，用养育后代、自助助人的方式把他们的爱传下去，这种跟生命之根的连接，对命运的臣服与尊重，让芸找回了自己内在的力量。

个案完成后，芸可以有感觉了，杨老师请她喝山上的野生绿茶，她微笑着说："原来，梅家头的绿茶是甜的。"

力 虹 说

动物应对危险的方式通常是三种：打斗、逃跑、冻结（麻木）。有时候，麻木是自我保护的一种最恰当的手段，它可以让我们感受不到痛，当然，也不会感受到乐。只是，要记得解冻。

当你已经长大成人，当你已经可以用不同的眼光来重新看待过往，当你已经拥有一颗可以同理、包容别人的心。千年暗室，一灯即明。是啊，就像生命，处于不同阶段，当时认为不堪的苦，早已经化为绵长的甜。只要，你肯转动这颗心。只要，你不再在受害者与拯救者的游戏里辗转往复！

3

　　琳琳从外地回家乡小住一段日子，也许是逃避与妈妈见面，她选择住在自己的家里，和妈妈见面的机会不多，而让她感觉到奇怪的是每次见到妈妈时，头就莫名其妙地沉重，且伴有阵阵疼痛，好像有一种说不出的堵。她觉察到这种"堵"可能源自对妈妈的抵触情绪，学习OH卡心灵图卡后，也想通过用它去帮助自己了解情绪背后的实相，但是一直没有行动，如今琳琳的情绪压抑达到极限的时刻，她终于有勇气用OH卡去求解自己和妈妈的关系究竟是怎么了？

　　缘起于琳琳和妈妈提起清明节扫墓的事情，她说："妈，这么多年我一直没有去给爸爸扫墓，今年清明节我正好在家乡，我想和你们一起去扫墓。"她原本以为妈妈会很高兴这个决定，不料妈妈却说："琳琳，按老家当地的风俗习惯，女儿不能给爸爸扫墓，不吉利。只有儿子儿媳才可以去。你可以买点祭品，我带去烧给你爸。你和你姐夫有一年就是因为去给你爸爸扫墓，结果当年下半年你姐就病逝了。你就不要去了，这是对你好！"琳琳顿时语塞，瞬间被恐惧包围，头变得异常疼痛。今天，原本琳琳的计划是陪妈妈一起喝早茶，逛公园，度过一个轻松的周末时光，而这一席谈话却给她带来的是恐惧笼罩的一天。

　　琳琳好想逃离妈妈焦虑唠叨的空间，好不容易盼到将妈妈送走，可是妈妈威胁的话语却一阵阵萦绕在耳边，挥之不去。她终于下决心拿起了OH卡求助。她从字卡里选取三张，分别是"母亲"、"威胁"、"孩童"，再用左手凭直觉抽取三张图卡分别对应字卡。

　　琳琳翻开对应"母亲"的OH卡图卡（图1），她看见自己正在拼命用手挡住妈妈的眼睛，不愿意看见妈妈的脸，因为她害怕看见妈妈那充满威胁的目光，令她产生恐惧不安的情绪。

　　"威胁"对应的图卡（图2），琳琳看见一张办公桌，座位却是空的，她内心渴望这个座位属于妈妈。她多么希望自己有一个知书达礼的妈妈，每天在办公室做着轻松的文职工作。而琳琳知道，这个希望是不切实际的奢

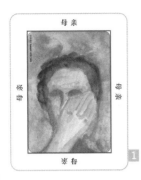

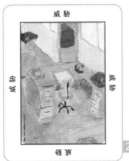

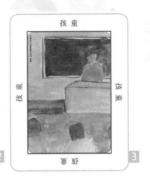

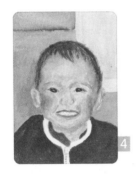

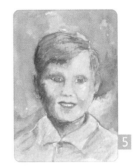

望，妈妈只有小学文化，不懂教育孩子的方法，从小和她讲了很多关于鬼神如何左右着祸福平安的言论，妈妈很多时候对世间生活的描述，让她感到害怕，而同时妈妈又扮演着孩子的保护神，祈求神婆消除灾难不让孩子受苦。琳琳自小就反感妈妈的愚昧无知，而自己却又在愚昧地听从那些恐惧言论控制，配合安排时心生叛逆，在矛盾纠结中与恐惧为伴。

对应"孩童"的图卡（图3），琳琳感觉自小就一直在学校里勤奋地学习，长大后努力地工作，这一切都是希望得到妈妈的夸奖。

"Oh，原来如此！"琳琳通过这三张图卡看见了潜意识呈现的真相，原来她不愿意见到妈妈，是因为害怕被恐惧和焦虑威胁内心那个容易受伤的孩童。琳琳决定继续向潜意识深处探索，她看着这些OH卡，尝试再次去连接自己的潜意识，于是从孩童卡里抽取出了两张图卡，一张是探索正在举起手挡住视线的那个孩子的感受（图4）；另一张是了解威胁背后隐藏的真相是什么（图5）。她采用自我提问的方式与潜意识进行对话。

问："你想了解自己为什么用手挡住妈妈的脸吗？"

答："是的。"

问："好的，现在请你从孩童卡里抽出一张图卡（图4），放在妈妈这张卡旁。当你看见这张卡时，凭直觉脑海中闪现的那个人是谁？"

答："我看见了哥哥，他正在妈妈的保护下悠然自得，朝我微笑。"

问："你想对哥哥说什么吗？"

答："哥哥，我从小就觉得妈妈重男轻女，她将你一直带在身边保护着，而却将一岁多的我送回乡下老家给堂奶奶带。我和你一样都是妈妈的孩子，你和我的身上都流淌着妈妈的血液，我希望妈妈对待我们要公平，像爱你一样爱我。"

问："哦，哥哥听了你说的这些话后，有什么反应？"

答："哥哥对我说：'妹妹，妈妈一直很爱我们，她一直希望更好地保护我们。过去家里物质条件太差，妈妈要去工作，而家里没人帮她带孩子，她也是不得已才将你送回老家的，妈妈心里是舍不得你的，天天牵挂你，妈妈是爱你的。'"

当哥哥说完这些话，琳琳让自己再去看妈妈那张图卡，这时惊奇地感觉到：她已经将挡住妈妈脸的那只手慢慢地放下来，哥哥和她正站在妈妈面前，她注视着妈妈说："妈妈，我也爱您，感谢您给了我生命，我尊重您的命运，我理解您的局限性。这些年来，我一直拒绝接受您没有文化、嘲笑您愚昧，请您原谅我。今天我将属于您的对生存的恐惧感交还给您，全然做您的孩子，请您允许我可以有与您不同的命运。如今，我已经长大，有能力去照顾和保护好自己，请您放心，如果我过得好请您祝福我！"当她与妈妈说完这些话，看见妈妈伸手接回了自己命运，微笑地祝福："琳琳，妈妈爱你，妈妈祝你幸福！"说完，就转身离开了。

琳琳看着最后那张孩童卡（图5），静心一会儿后去与图卡连接，她看见那个微笑的小男孩，正是自己。这时，她已经觉察到代表"威胁"OH卡的启示，原来她这么多年不断地勤奋学习、努力工作等各种让自己忙碌的方式，是一直在向妈妈证明一件事：女儿并不比儿子差，我比哥哥更优秀。她俯身对那个孩子说："这些年，辛苦你了。谢谢你的付出，我爱你。从今天起，我完全接纳你原来的样子，尊重并接受属于你的命运。"说完，她再看对应"孩童"的OH卡图卡（图3），她对这次OH卡的潜意识探索有了答案：自己内在孩童的安全感的来源是——持续内观探索身心灵成长的学习方式。她不禁再次惊叹"OH，太神奇了！"原来这张图卡，与前不久她在《OH卡心灵明镜工作坊》使用OH卡做人生目标和意义练习时，抽取到的"资源和贵人"的图卡遥相呼应。

琳琳经验的这次OH卡自我探索，潜回孩童时期看见恐惧遁形，开始自我疗愈。从而帮助她整合了和妈妈的关系，放下了"我希望有一个知书达礼的妈妈"的多年执念，理解了妈妈的局限性，因为接纳了妈妈，她可以全然安心做孩子。

第二天，琳琳和先生一起去看妈妈，她发现自己心念的转变，妈妈接收到了信息，同意了她和先生清明节一起去给爸爸、姐姐扫墓。

2014年清明节，琳琳扫墓后发了朋友圈微信："胜人者有力，胜己者强大。如果我过去的坚强是外壳，现在的柔软则是坚强。生离死别这一关，我却跨越了三十余年。这一刻妈妈的放手，让我如释重负。OH卡的呈现帮助我看见了自己给生命松了绑，我相信这个正念的种子，会从此在我内心生根发芽，自由生长！"

力 虹 说

当我们的身体越来越高，皮肤越来越皱，年龄越来越老，我们的内心真的长大了吗？当我们卡在那个受伤的内在孩童里，仍然以那时的眼光来看待父母，执著于自己对父母的成见，让自己蜷缩在"受害者"角色里，那么，我们便失去了很多让自己长大、成为自己的机会。

生命故事可以重新理解、接受、尊重、臣服，当我们开始勇于为自己的生命负责时。不会是某个单一的原因造就了今天的我们，因缘和合中，我们在经历一切，人生就是一个体验的过程。过去认为的"黑暗经验"，在今日，已经成了宝贵财富，因为它们，我们才能清理、疗愈，跟真实的自己连接，重新寻回本自圆满的佛性，让光照亮喜悦、平安、健康、富足的人生之路。

第四章

婚姻家庭幸福的基石——
亲密关系合理序位

亲爱的，请走出你用自我幻相营造出来的伊甸园吧。他不是亚当，你也不是夏娃。走出"伊甸园"大门，你会发现生命原来有那么多的可能性，突破囿于依赖、源于不安全感的自我设限，你就可以发现世间原本还有许多可以让你快乐开心的人、事、物。

——杨力虹

　　人们对亲密情感充满渴望，可很多时候当我们进入亲密关系后，却并不知道该怎样经营亲密关系，每当靠近时又忍不住想逃跑。对亲密关系又爱又怕，背后的心理是什么呢？家族系统排列导师海灵格，告诉了我们在亲密关系中常见的九个惯性思维陷阱。

　　"第一，开始恋爱时，我告诉自己必须找对人。"海灵格认为其实跟谁结婚都一样，最后你需要面对的还是你自己。对方只是你爱自己的能力的一种反映。当你自己真正进步了，现有婚姻便是最好的。

　　"第二，无奈这次我找错人了，下一个伴侣会全然不同。"海灵格指出其实离异和更换伴侣并不是问题的解决办法，它只不过是把问题延迟了。"更换"或许能带来一时的新鲜感和轻松感，但是摆脱的只是问题的诱因，而不是问题的本身。

　　"第三，我必须挽救这段婚姻。"海灵格让你抛开各种各样挽救关系的做法，先照顾好自己吧。当你的生活改变了，婚姻自然也会改变。婚姻状况只是反映了你对待生活的态度。

　　"第四，我认为造成这样的责任都在于他，都怪他。"海灵格指出关于你的幸福，该负责任的只有你自己。只有接受了自己，才能接受对方的爱。对方做得不好，其实是因为你不珍视你自己。

"第五，我感觉婚姻似潭死水，需要通过外遇寻找刺激。"海灵格说，当你的婚姻显得空洞无聊时，你其实不需要刺激，而是勇气。你需要有勇气去审视现有的轨道，摆脱安逸感，走出死水一般的舒适区，本着内心的需求去冒点险。这样，你的生活会立即鲜活起来，而用不着来自外部的刺激。

"第六，我相信属于我的真爱终会到来。"当你梦想着真爱时，其实是期待一个完美的伴侣来弥补你的不足。因为伊甸园是你自我营造的幻相，他不是亚当，你也不是夏娃，完美伴侣是不存在的，所以真爱的梦想只会给你添堵。

"第七，我需要一个和谐的婚姻家庭，而充满争斗的家庭氛围只能让我选择逃跑。"男人最爱以此为借口来避免深入探讨问题。若是把所有不满都掩盖在和谐的外衣下，人就得压抑自己。只有善于宣泄负面情绪的人，才懂得享受惬意和活力。

"第八，我不能对他说真话，那样很伤人。"说真话的确伤人，但也是疗伤的唯一方式。说真话是走出灰暗日常生活、建立美满关系的转折点。保留秘密或许听起来很浪漫，但是在现实中却毫不适用。打开天窗说亮话吧。

"第九，我凡事都得顺着他。"你这样做是因为害怕对抗。大多数婚姻不是死于两人的激战，而是在退让中变得疲弱和僵化。要适时说"不"，这对婚姻至关重要。

我们在经营亲密关系时，常常会使用以上的惯性思维，而我们常会被这些意识在无形中影响着伴侣关系，甚至决定了婚姻家庭的聚合、离散。伴侣关系的探索与学习，一直是我们人生最重要的关键课题之一，因此伴侣卡也成为了 OH 卡心灵图卡系列中，图卡张数最多的一副卡牌——99 张图卡描绘出关于伴侣生活的场景，象征着在伴侣关系中持续不断出现的一系列感情、愿望、需求、冲突，以及疗愈模式。如此多样丰富的状态形象，可以帮助我们去深度探索伴侣关系。

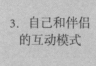 **示例牌阵**　　　　　　　　　　　　　　　　**伴侣关系和互动模式** ▶

OH卡
与
心灵疗愈

　　通过进行亲密关系这个主题的觉察和潜意识分析，更加了解自己亲密关系的现状和习惯性的互动模式，洞察影响我们亲密关系的困难和障碍，清晰对于未来努力的方向，从而找到解决问题的途径。

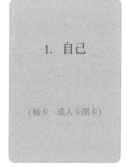

1. 自己

(抽卡·成人卡图卡)

3. 自己和伴侣
的互动模式

(抽卡·成人卡互动卡)

2. 伴侣

(抽卡·成人卡图卡)

4. 我和伴侣的亲密
关系状况

(抽卡·伴侣卡图卡)

5. 我和伴侣的关系
调整方向

(抽卡·伴侣卡路标卡)

1. 从成人卡图卡里抽出一张图卡代表自己。

2. 再从成人卡图卡里抽出一张图卡代表伴侣。

3. 从成人卡里的关系互动卡里抽出一张图卡放在以上两张卡之间，代表两人间的互动模式。

4. 在伴侣卡的图卡里抽取一张图卡，代表目前自己和伴侣的亲密关系现状。

5. 在伴侣卡的路标卡里抽出一张图卡，代表自己和伴侣的关系调整方向。

6. 思考如何让亲密关系达到平衡与和谐。

【案例06】　　　　　　　　　　　探索伴侣的关系和互动模式

通过提问与回答的演练，S学员分享OH卡给她的指引和启示：

代表"自己"和"伴侣"的两张图卡让她发现自己和丈夫的角色错位。图卡中的自己（图1）执拗地仰着脖子，眼神中充满着骄傲和挑衅，抿起的嘴巴透露出自己的自负，这让她觉察到在家里更多时候所扮演的是"女汉子"，扛起当家作主的担子。反观代表丈夫的图卡（图2），从眼神到神态，流露出的是无辜和无奈，甚至是一份懦弱，让她联想到丈夫在家里则扮演"女人"的角色，听任随从她的指挥和安排。

成人卡的互动卡（图3），让她看见了亲密关系之中常常是由她单方面发号施令，颐指气使，而丈夫接受到她的"指令"后，虽然嘴上并不强烈反驳，但内心是抗拒的，偶尔也会无奈地抱怨。

代表"亲密关系现状"的伴侣卡（图4），她直觉呈现的画面是丈夫在她有力的控制下倒地不起，阳性力量被弱化，逐渐变得内心软弱、敏感、无力。

而"关系调整方向"的伴侣卡路标卡（图5），她感觉到目前存在的这种角色错位的现状，已经导致家庭支柱力量的失衡，造成双方各自都承受着巨大的压力，如同画面中钩子上的重物，如果继续扛着，将随时散落下来，危及他们身体和关系的安全。

S学员透过OH卡心灵图卡的探索，呈现出她和丈夫的亲密关系由于男女角色错位，已经让伴侣关系不堪重负，必须到了调整改变的时候。她应该从"女汉子"的位置上退位，放下依靠承担家庭的重担而获得家庭地位认可的"我执"，回归全然做一名温柔的妻子身份，鼓励、欣赏丈夫成为家里的"顶梁柱"。

演练结束后，S学员感叹："确实验证了海灵格所说，能对自己的幸福负责任的只有自己，当我看见并接受了自己的越位，才能真正的放手，让对方成为他自己，才能接受到对方的爱。我现在知道了，一直抱怨对方做得不好，其实是因为我不懂得心疼自己，让自己一直承担着不属于我的责任。"

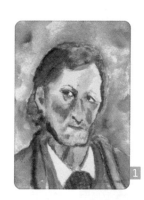

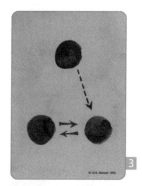

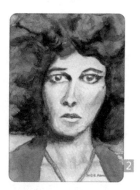

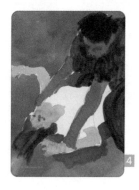

力虹说

在男女性的关系序位里，女人跟随男人，男人为女人服务是重要原则。而这一点，身处盛产"女汉子"的中国，一胎制等外部环境，重男轻女等内在文化基因，很难寻见愿意像月亮一样滋养、包容、支持对方的中国女性，丰饶的阴性力量被歧视，被曲解为"无能"。

当女人过于强悍，男人势必阳性力量会被削弱。尤其是男人如果有位强悍、掌控性强的母亲，那么他在婚姻里容易吸引来母亲的"替身"。男人，也有可能就此拒绝长大，宁愿停留在婴幼儿被安排、被控制、被管束的状态。

女人也可以试着慢慢放松自己的肩膀。放下那些不属于我们的重负。我们不必用这种笨重的方式来证明对家人的忠诚与爱。尽管，我们都是好孩子。

当我们回到自己原本的位置，爱，才可以更顺畅地流动。

【案例07】 　　　　　　放下受害者的身份，与丈夫和解

楠心，结婚二十四年，一直在为家庭付出，除了工作努力精进，家里的吃、穿、往、行、家务都包揽下来，不舍得给自己买贵重的用品，却舍得给老公、儿子、家里的老人购买，这样做的结果不仅得不到丈夫的认可，丈夫反而在外面与一个比自己大三岁、离了婚的售货员外遇十几年。她带着终日沉迷于网络的儿子一起来寻求婚姻家庭关系的真相。

楠心坐在杨力虹老师面前，伤心、愤怒地控诉丈夫在外有一段十六年的外遇，给家庭带来了极大的伤害，他们夫妻在关系里纠缠争斗了十几年，而她选择不离婚是为了不让第三者得逞。儿子青春叛逆期，不再上学，成天躲在家里沉沦于网络游戏，昼伏夜出。楠心诉说自己经营的婚姻家庭关系很失败，而儿子也走在人生的歧路上，内困外扰的状态令她感觉非常痛苦。

杨老师让楠心选一张OH卡字卡来代表她要去探索的主题，她选了"受害者"这张字卡，然后请她抽一张孩童卡图卡对应这张字卡（图1），让她

怎么都没想到的是，图卡上竟然是一个哈哈大笑的小女孩儿。她抗拒这张卡片，说："这不是我！我为这个家庭付出这么多，而丈夫却和外遇的那个女人纠缠了十多年，那个女人用各种卑劣的办法设法将我丈夫留在她身边，我是一个生活在极度痛苦中的女人，我怎么可能笑出来？！"她心里充满对丈夫的怨恨，表面上是过日子，内心却万分崩溃，不停地进行自我伤害。暗地里与那个女人斗，别人怎么劝也劝不住，虽然也想离婚，当想到自己一旦离婚，那女人就得逞了之后，便又死守着婚姻不放，纠结与痛苦的煎熬让自己体重轻到只有九十斤重。

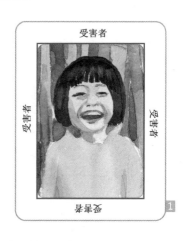

杨老师让楠心先安静一会儿，与图卡上人物的眼神对视，再去感受她的心情。楠心按杨老师说的去做，她看见图卡上的小女孩儿正是她自己，她正在指责丈夫和第三者对她的伤害，指责完看见他们难受，她竟然在一旁高兴。OH卡的呈现，让她心里非常震惊，原来这些年她坚持贴上"受害者"的标签，沉浸在婚姻关系的痛苦里折磨自己，在惩罚别人的同时，也在惩罚着自己。用指责别人来证明自己是对的，然后获取别人的安慰、同情、怜悯……

接着，杨老师让楠心抽一张孩童卡代表自己的内在小孩（图2），抽另外一张孩童卡代表她丈夫的内在小孩（图3）。杨老师引导她用OH卡与潜意识对话，她觉察到生活中的自己，是一个处处想帮别人一把，家里再不快乐，也要用一张笑脸面对朋友、同事、父母、师长，然而内心却是这个古板、冷眼看人生的小孩子。

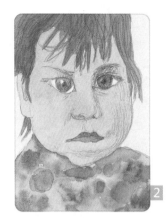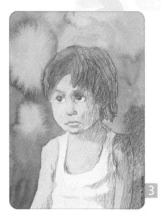

　　她也发现受害者并不完全是她，丈夫也是受害者。她看到丈夫的内在小孩只有二、三岁的年龄，每次她指责他做对不起家庭的事时，丈夫非常内疚和恐惧，经常会选择逃出家门去躲避矛盾冲突的风险。杨老师引导楠心对丈夫说："对不起，这些年我冷漠地从来没有欣赏过你，无论你说话做事，只要不合我心意，我就会冲你发火指责，我有我的局限性，我也理解你的局限性，请你原谅我。谢谢这么多年你对我的耐心，等待我转身走向你。我爱你！"楠心说完这些，她说看见丈夫有些委屈的面容，用不安的眼神望向她，想确定她说的这些话是否有诚意，她用真诚、笃定的眼神与丈夫对视，心灵的桥梁刹那间架起，她感受到了与丈夫久违的良性互动能量的流动。

　　离开自在家园后的半个月，楠心给杨老师写了一封电子邮件，邮件中写道："这次的杭州之行改变了我原来的思维与状态，让我不再在原来的困境中继续爬行。正如您所说，改变只能从自己开始，这段时间我脑海里不断翻腾着代表自己和自己内在孩童的OH卡，不断观照自己的一言一行，试着换位思考，学着用善意去同理老公。

　　每每遇到与老公冲撞的时候，我尽量提醒自己不要急于说话，学会观察自己内心情绪的变化，这样做的结果，我发现自己可以不那么容易动怒了，也可以通过静观去理解他，虽然有时还是控制不好情绪，但和以前相比，真是好了许多、许多。也真心希望自己能不断改变以往的旧习气。

　　我的儿子现在可以用'自信满满'一词来形容。回来后，他和父亲长谈了一次，说了他对男人和责任的看法与观点，希望能与父亲共同努力去为家庭承担责任和义务。他与父亲谈话时，少了以往的抱怨，多了善意的希望与共勉。养育儿子22年，第一次看见他这么成熟、稳重、想担当、思路清晰。从自在家园回来后，他再也没有打开电脑玩游戏，每天只是用手机上网看看新闻，刷刷微信，每天下午按时去球场打球锻炼，开始有了想学习的动力。如今，我经常对自己的OH卡个案进行自我消化，学习观照潜意识，清理情绪。我相信，当我放下怨恨，学会去包容和理解，再加上我和儿子的改变，老公会越来越好，我们的家会越来越好！"

力虹说

　　世界上没有那个更合适我们的人。当我们能够爱自己，我们就可能看周围人顺眼。而当我们内在分裂，阴阳能量不能统合时，天造地设是奢求，接受自己内在的圆满自性才是关键。

　　当我们成为一个单独的个体，不依赖，不掌控，不吞没，那我们就有了和伴侣相互交叠的可能性。我们是有相交部分的两个独立的圆，不完全重合也不断然分离。这就是亲密关系的存在状态。

OH卡
与
心灵疗愈

【案例08】　　　担心爸妈过的不好，所以选择与男友分手

　　晓天在患癌母亲的陪伴下，从省外长途跋涉来到杭州东天目山，出现在自在家园的咨商室来做疗愈个案。晓天说自己头脑里的念头杂乱，晚上睡觉也多梦。自己正处于人生十字路口，找不到任何方向，再也不想就这样下去，她鼓起勇气，要来解决自己的感情问题、与父母的关系问题。她想从个案疗愈中学会肯定自己，走上那条内心真正想要走的路。还说希望找回自己，觉得自己一直孤单无助，仿佛走丢了的孩子。

　　随行的母亲趁女儿出去散步，向杨力虹老师谈起女儿。之前晓天有一个外地追求者，因为不能来当地结婚，所以没让两人继续交往。和前男友小坤已经谈了一年半恋爱，半年前订婚前，两家在聘礼数额上发生了一些矛

盾，后以晓天家妥协为安。没想到一波三折，没过多久母亲听到女儿打工单位的老板（自家亲戚）提了两次，说小坤数次和女儿发生争吵冲突，还动手打过女儿，其中一次很严重，把单位的墙都砸烂了。听到这些，她自己和孩子父亲都觉得小坤这个男孩子不可靠，结婚前尚且如此，结婚后更不堪设想，他们怕女儿以后受苦，所以尽管已经到了订婚的关键时刻，父母还是坚决地阻止了两人的继续交往，切断了他们之间的关系。女儿当时还主动把男方送的礼物全都退还回去了。可是，半年多过去了，女儿还是没有从退婚的阴影里走出来，整天魂不守舍，情绪多变。母亲说着这些时，愁容满面，唉声叹气，不知如何是好。

疗愈从一幅画开始。

杨老师说："请自由地选取颜色，来画出当下你的状态。"晓天选了黑色画笔（黑色是压抑、沉重的能量，案主平时是压抑的，讨好的，懦弱，不敢活出自己。多梦也是案主平常压抑的结果，潜意识用梦的方式来呈现，要求被看见、被释放），画了一个头与身子比例失调，头大而四肢单薄的孩子（这是一个卡在孩童时期的"成年人"，内心幼稚，不快乐，缺乏安全感），看不出性别（案主对自己身为女性不认同，她希望作为独生的孩子，像儿子一样承担起家庭重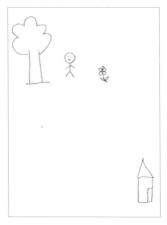担，让父母过好日子）。这个孩子右边有一棵树，树的根部被截断（后来她说这棵树代表分手的前男友，树根被截断，表达出父母对自己的横加干涉，导致关系断裂）；左边有棵花（代表自己，无根之花）；画面的右下方有个狭窄的房子，门靠右，顶偏左。无窗。结构不稳（房子与门的形状，说明这是个极度没有安全感的孩子，父母在自己的心里是缺失的、偏离的，家庭是冷漠、无趣的）。

让晓天从孩童卡里抽出一张图卡代表自己的内在孩童（图1），将图卡翻开放在图画上的任意位置——她认为合适的、属于自己的位置，请她去与图画和图卡连接，然后引导她与潜意识对话。

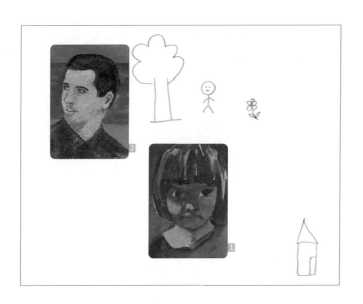

OH卡
与
心灵疗愈

杨老师："图卡上的孩子是你吗？"
答："是的"。

杨老师："直觉闪过脑海，画面上的你几岁了？"
答："4岁"。

杨老师："4岁的你快乐吗？"
答："不快乐。爸妈在吵架，我很伤心、无助。我想待在外面，不想回家。天快黑了，我好怕。"

杨老师："房子在你的右下角，离得很远。你想回家吗？家里面都有谁在呢？"
答："不想回去。那是爸爸妈妈的家，他们又在打架了。"

杨老师："感觉一下你身处画面里，内心的声音想让你往哪个方向移动？"
答："我想移到旁边的大树旁，我想它能给我保护。"

杨老师："直觉，大树代表谁？"

答："是强行被我父母拆开的男朋友小坤。我们都快订婚了，父母坚决不同意，强行让我们分开。"

杨老师让晓天从成人卡里抽出一张图卡代表小坤（图2），翻开放在画面里大树的位置。

杨老师："你现在去和代表小坤的图卡连接，试试，让自己朝他走过去，去感受他的态度，他欢迎你吗？"

答："我感受不到他的热情，我感觉到他也在犹豫中。"

杨老师又请晓天画出与小坤的亲密关系现状。她选择用了黄色画笔，为自己加了两个羊角辫（增加了自己的女性特征），但是，画面上两人离得很远（潜意识里她并不想与他靠近，尽管意识层次她添加了自己许多的想象与渴望，觉得男友是爱自己的，在乎自己的）。

接下来，杨老师引导晓天看着图上小坤的眼睛，去与他的灵魂对话，让她进入男友的身体中，去感知这是怎样的一个人，一个怎样的内心世界，他又是如何看待两人关系的。

杨老师："去感受一下小坤的身体，里面是一种什么样的感觉？"

答："有些温暖，但封闭，里面还有不少愤怒。"

杨老师请她对小坤说："谢谢你曾经的陪伴。在我的心里永远有你的位置。"说完，她感觉到小坤舒了一口气，愤怒减少了好多。

杨老师请她继续与小坤和解："小坤，请你理解我的局限。我用激你生气、甚至惹你打我的方式来证明你是爱我的。这是我从父母那里学到的，我用在你身上，你做到了，父母却因为你有暴力倾向，怕我受苦，阻止我们订婚、成家。这都是我的错，请你原谅我。"晓天说，她感觉到小坤的愤怒没有了，小坤回答：终于有人出来说公道话，有人理解他，不再让他含冤受屈了。她感觉他现在有了一些悲伤。她看见他哭了，而她走过去替他擦去眼泪，紧紧相拥而泣。

杨老师："请你问他对你们关系如何看待？"
答："我听见小坤说他是爱我的，但是不知道如何去过我父母这一关。其实，我也不知道何去何从。很矛盾。很多时候我都决定要放弃了，而有时候又有些纠结，还是觉得小坤带给我的回忆很美好。"

杨老师："小坤的回答让你感觉到什么？这是你想要的吗？"
答："其实，当我听见他说爱我时，我心里悬着的石头终于落了地，释然了。突然我意识到：就等这一句话。至于未来是否再能走到一起，反而已经不重要了。此刻，我一直执著的这段情感松动了。我尊重他，感谢他曾经的陪伴，也感谢他带给我的所有美好回忆。似乎可以接受更多的可能性，因为我在内心里也不相信父母会接受我们继续交往、重续前缘。而我，宁愿舍弃他，也不肯让父母伤心难过。我觉得妈妈生癌，都是因为我，我不听话，不是好孩子，老惹他们生气难过。如果我不乖，我怕他们过不好。"

杨老师摆了两张凳子在晓天的前面，左边代表前男友小坤，右边代表新的可能性。请晓天听从自己内心的声音，试着慢慢走过去。

在原地站立了许久，晓天用极慢的速度，一步步走了过去，她走到了"前男友"与"新的可能性"中间，并没有明确的选择。晓天在这个位置，感觉到温暖和看见希望。她决定回去以后，多给自己一点时间，先找回自己，再听从内心的声音，找到伴侣。

力虹说

晓天是一个人格还没完全建立的"成人"，她还活在跟父母紧紧相连的孩童状态里，没有离家的愿望，她说生活在父母中间挺好的，有好多的照顾，好多同龄人要操心、自己解决的事，晓天不需要去解决、面对，可以偷懒。有父母、亲戚包办操心就好，这是从小缺乏父母之爱的晓天的一种"补偿"需求，她认为自己从没有过正常的童年，当父母年老、生病、吵架、打不动时，晓天因着对父母的（盲目的）爱，而一直愿置身于两人之间，而父母，在晓天看来，也是没长大的孩子（他们也有各自的缺乏父母之爱的原生家庭，他们也没学会如何去与伴侣相处，如何去爱对方，爱孩子）。

　　从小在父母战争的硝烟里长大的晓天，没有安全感，充满了对父母即将离婚的担心与恐惧。冷漠、多变、情绪失控的家庭环境，让孩子承袭了父母之间的暴力沟通模式，语言、身体上的暴力，伴随着她长大，她以为那就是男女之间相处的正常模式，那是爱的表达与传递。在个案疗愈中，晓天真正看见潜藏在自己内心的恐惧，还有那个被卡住的、担惊受怕、恐惧不安的内在孩童。她找到自己"自卑"的根源，看到自己潜意识里对亲密关系的恐惧，她把主宰自己亲密关系走向的权力交到了父母手上，她不想为自己负责。她宁愿自己麻木、没感觉，也不想让父母失望、生气。

　　晓天与前男友分手了。个案中，她问我：算命的说，自己的命中注定凡是自由恋爱都不能结婚。这是她为自己找的合理化的理由之一。表面上看来是父母的干涉导致订婚失败、关系断裂，而晓天潜意识里这样的结果正是她想要的，因为她根本没有想过离开父母，她一直强调父亲弱势、无能，母亲长期情绪不稳，加上患了癌症，更加需要自己的关心照顾。作为独生女儿的她，并没有把自己的命运和父母分开，她还背着父母的命运，她不肯交还给他们，她担心已经日渐苍老的他们无力承担自己的命运（这部分会在后续个案里进行交还仪式，必须等案主真的准备好交还时，才可以进行）。

　　晓天因为和男友戛然而止的恋爱关系是一个未完成事件，她需要一个完形，一次完整、诚恳的和解，才能找到自己下一步的前进方向。

　　而所有我们与伴侣、事业、金钱……的关系根源，无不在原生家庭之中，无不与父母相关。所以，各种关系的表象，都是枝叶，这些关系伤害我们的只是皮毛，而根部的伤，定在父母。伤害我们最深的往往是我们最爱的亲人。因缘和合，疗愈才可以发生。

4

第五章

生命延续着无条件的爱——
重建亲子关系

孩子不是我们的私属品，他们只是经由我们来到人间。建立良好的亲子关系的前提条件是：父母先学习长大。

——杨力虹

在我们的成长过程中，虽然父母已经尽全力来爱我们，但仍会留下一些成长的遗憾或创伤，有些还会深深地影响到我们现在的生活，一直难以释怀。我们每个人的童年在原生家庭的互动关系，也会内化到孩子的心里成为现在的关系模式，形成我们的性格，对于我们成人后事业、婚恋、亲子关系、人际关系等各种问题有着很大的影响。

我们童年时期曾经受过的伤痛很多来自于父母对我们的方式，可能让我们感觉到自己是"受害者"，"受害者"习惯于对别人指责、抱怨、怨恨、愤怒等，这些性格特质对我们各种行为模式和思维模式有着很大的影响，导致潜能的发挥受限，实践着"性格决定命运"的各种版本故事。

其实在父母对孩子的每一个表象恶意批评或者完美要求下，都有着同等份量的爱或者关怀。然而，大部分人对于父母的负面情绪很容易感触得到，对隐藏在他们负面情绪下的关爱经常会有种"视而不见"的感觉。于是，每一次经验父母的"伤害"，我们内心就不断对自己说："没有人爱我"，或者"我从来不被他们爱"……这在潜意识当中就一直在暗示自己说"我不够好""我是一个不值得别人爱的人"……而由于我们对于周边信息的吸收，往往都是选择性吸收，我们会不自觉地过滤掉和自己的认知定位不配合的信息，因此这种"不配得到爱"的心理定位，会让我们习惯性忽略掉别人对我们的"好"，同时放大别人对我们的"不好"。然后这种吸收来的"不够好""不被爱"的感受又会继续影响我们对周边发生事物的看法，因此，我们和周边环境的认知互动就进入了一个恶性循环的过程。

OH 卡
与
心灵疗愈

在众多家庭系统排列的个人成长、亲子关系重建的个案事件里，经常会运用到孩童卡和成人卡，通过潜意识对话呈现每个人（父母、孩子）的内在都有着不同程度的爱，只是有的隐藏得太深太深，不能够简单地用意识觉察得到。而当这隐藏着的很深的爱，一旦被真实地碰触到，涉及到的每个人都会同时发生疗愈。

示例牌阵 　　　　　　　　　　　　亲子关系互动 ▶

根据"亲子关系互动"这个命题，通过"选卡""抽卡"两种方式，灵活运用孩童卡、成人卡探索亲子关系的牌阵。可以根据个案的实际情况进行组合与排列，如存在家暴、外遇、离异等家庭状态里的亲子关系探索，则更需要运用上堆下砌、层层深入的方法，逐步引领咨询者去深度了解如何唤醒父母无条件的爱，如何重建亲子关系。

2. 我

(抽卡·成人卡图卡
或OH卡图卡)

1. 与孩子当前的
互动模式

(选卡·成人卡互动卡)

3. 孩子

(抽卡·孩童卡图卡
或OH卡图卡)

5

1．选出成人卡中互动卡里的一张，代表家人与孩子当前的互动模式。互动卡上的"点"表示着需要用几个人的肖像图卡，"箭头"表示着肖像图卡上的人之间的关系。

2．根据互动卡上的个"点"数（代表关系里的人数）各抽出一张成人卡图卡对应互动关系里每个人，去与每个人连接，检视自己的心理反应，感受每个人的情绪变化。

【案例09】　　　　　　　　　　　调整、重建亲子关系

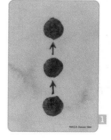

H学员首先凭直觉选取了一张成人卡里的互动卡（图1），代表目前她的亲子关系的互动状态。她认为：上方的"点"代表H学员的丈夫，中间的"点"代表H学员16岁的儿子，最下方的"点"代表H学员自己。

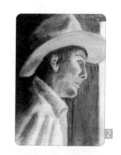

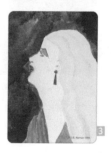

然后根据互动卡上"点"的个数和排列方式，依次抽取成人卡的图卡分别代表丈夫（图2）和自己（图3），另外抽取了一张孩童卡的图卡代表儿子（图4）。她与每张卡牌连接，去体会处于关系里每一个人的表情、眼神、情绪、内心状态。通过开放性提问，带领H学员去面对当前存在问题的亲子关系，引导她说出最想对每个人说的一句话，重新去感受关系里的每一个人。她分享OH卡亲子关系重建的收获：

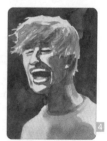

选择这张互动卡时，H学员只是觉得卡牌中的三个"点"刚好代表一家三口，但对于"箭头"的含义却很模糊。当她将代表三个人的肖像卡按照互动卡提示的"点"的位置进行摆放排列时，赫然发现恰恰呈现了目前的家庭现状。最让她感觉到困难的是，她因为看不惯丈夫的很多缺点，两人话不投机经常相互指责，久而久之，夫妻两人懒得直接沟通。她经常让儿子去给他爸爸传话，与丈夫之间的交流越来越少。

代表丈夫和自己的图卡肖像，脸庞朝向相反的方向，目光各自望向窗外，现实中的丈夫对家里的事情也是漠不关心，两人共同与儿子的互动更是少之又少。

一直站在他们中间的儿子非常愤怒，H学员看见儿子大声哭喊："爸爸妈妈，请你们不要再这样闹下去了，我难受极了，快崩溃了！"

当H学员仔细凝视代表儿子的图卡时，坚硬了若干年的心冰开始融化，她说："OH卡让我看见了自己和丈夫这些年的'冷战'竟然让儿子如此痛苦，原来儿子一直在通过各种办法呼唤父母关注他，甚至用抽烟、逃学、网瘾、早恋、打架等极端行为，希望用这种方式来改变我们的漠然，挽救我们的婚姻。"

引导H学员分别与丈夫、儿子进行"零极限"对话后，让她重新去与图卡连接。她说感受和体会与之前不同了，她朝丈夫走了过去，丈夫也愿意将脸转了过来，用温暖真诚的目光迎接她，儿子这时也愿意从他们中间的位置安心离开了。

力虹说

孩子是家庭的镜子，他们身上折射出父母的问题。

伴侣关系里，无论你和丈夫做出什么样的选择，都需要对孩子说：不管我们中间发生过什么事，我们都是爱你的。我们自己的命运由我们自己承担。你只需要安心做孩子就好。

让孩子在你们的允许和祝福中，如释重负，轻松前行，活出自己。这就是你们身为父母可以做到的了。至于你们之间的关系，得靠你们自己去努力，去解决。

5

　　芊与前夫离异后的第九个年头，原本认为离异带来的亲子关系伤害会随时间的推移而疗愈，然而事实却是，进入青春期的儿子用拳头挥向老师并拒学。芊陪伴儿子选择自在家园杨力虹老师进行个案咨询。

　　芊和前夫离异后她选择了到北京工作，儿子留在前夫身边生活。两年后，芊在北京组建了新的家庭，有了一个聪明伶俐的女儿。在新的家庭里，她和丈夫、女儿享受着一家三口的天伦之乐。也许因为不能陪伴在儿子身边呵护孩子的成长，她内心常常自责与内疚，偶尔回去看儿子，每次离别时，因为不忍看儿子充满悲伤和留恋的眼睛，总是逃也似的离开。

　　时间流逝，芊希望在前度关系里留给每个人的伤口实现自然疗愈，她的儿子转眼17岁了，长成一个高大帅气的大小伙子了。儿子进入青春期后，每次在学校与老师同学的人际关系发生冲突，他的态度就会360度大逆转，瞬间变成消极对抗的状态。最近的一次发生在前不久，儿子遇到一个同学在微信上用语言嘲笑他，他在同桌好朋友的怂恿下动手打了那个同学，之后老师让儿子向那个被打的同学道歉和解。事情虽然过去了，但是负面影响一直存在，儿子发现自己在班级上的形象被破坏了，同学们用异样的眼光看他，同桌好朋友也非议指责他，不愿意与他交往。他的同桌向老师提出来换座位，不愿意和儿子相处，老师同意了，并在没有征求儿子意见的情况下将他们换座位分开。这个事件将儿子积累在内心的愤怒情绪点燃。他被紧紧的卡在情绪里，无力挣脱困扰，走不出来，他将自己关闭在家里，躺在床上任由情绪纠结。儿子的状态令芊非常担心，也有些生气，站在她的角度实在无法理解；儿子在学校与同学间闹些矛盾，何至于如此折腾？

　　于是，芊决定回到儿子身边陪伴他一阵。当儿子得知芊要回去的消息，他说：“妈妈，这次我已经努力了，可是我没有力量走出纠结，我需要你帮我。”儿子急切的呼唤，让芊感受到孩子正承受着巨大的压力，平时给他分享的情绪疏导办法，这次对他已经无济于事，她征求儿子的意见：“儿子，妈妈现在对你发生的事情也是一种无力感，我们可以找自在家园的杨力虹老师为你做个案疗愈，帮助你找到产生愤怒情绪的来源，这样就可以有办法找回面对的力量。你看呢？"儿子同意了芊的建议。

这天傍晚，芊带儿子找到了杨老师，一阵轻松的交谈后，儿子俨然已经全然接纳了杨老师，在杨老师的带领下，儿子开始了他的第一次身心灵疗愈之旅。为了让儿子放松地进入状态，杨老师建议芊回避一下，她进了隔壁里屋，静静地等待。

一会儿，芊听到杨老师来回播放几首曲子，还听到儿子跟着曲子轻快地吹起口哨，一会儿又听到儿子一次比一次高声的重复呐喊"我可以！我是有力量的！"90分钟过去了，儿子进屋告诉她："妈妈，我的OH卡个案咨询做完了，你可以过来看看我抽的卡。"芊走了过去，看到台面上摆放着儿子抽到的几张卡片。

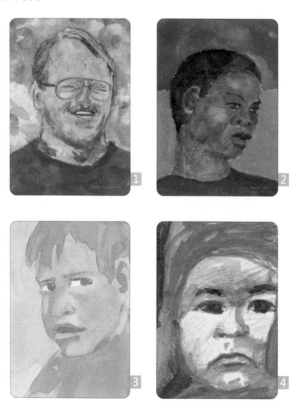

芋看见图卡后有些触动，代表芋的那张图卡是一个戴眼镜满脸笑容看着儿子的男人（图1）；代表儿子父亲那张图卡是一个扭头朝外看的女人（图2）；代表儿子那张图卡是一个委屈、满眼渴望期待爱的五六岁男孩（图3）；代表儿子妹妹那张图卡是脸背着哥哥噘嘴生气的小女孩（图4）。通过OH卡呈现，原来在儿子的潜意识里，妈妈是关心他的女"汉子"，爸爸扮演的是"女人"的角色且一直无视他的存在，妹妹不接受哥哥心里排斥他，而儿子自己是一个五六岁的孩童。这些画面的呈现，让芋明白了，这些年这个离异的家庭关系存在的问题并未因为时间的流逝而发生疗愈，问题一直还在影响着关系里的每一个人。

儿子个案完成后，芋请教杨老师："我一直感觉儿子有很多愤怒压在心里，他常常因为一些小事情引发这些情绪，而他自己卡在情绪里走不出来，我怎样能帮助他？"杨老师说："孩子的主要问题是内在孩童被卡在'受害者'的角色，内心压抑着很多愤怒；其次是和他的父亲家族没有连接，没有根，缺乏安全感；第三是妹妹排斥他。这些问题需要通过个案去与潜意识对话，改变他之前旧的认知模式。他尤其需要与父亲的家族做连接，父亲是孩子阳性力量的来源。"

于是，芋帮助儿子预约了后续个案时间，为鼓励儿子经由杨老师带领去经历身心灵成长，她给儿子分享了自己个案的经验和收获："儿子，妈妈曾经也做过杨老师的身心灵疗愈个案，个案之后，让妈妈觉知内心很多无名恐惧的来源，因为看见，害怕少了很多，逐渐放下'恐惧'这个禁锢自己多年的旧信念，身心获得越来越多的安全愉悦感受。"儿子欣然接受了芋继续个案的建议。

接下来几天发生的几件事情，让芋不由惊叹身心灵疗愈个案的神奇，她用微信即时与杨老师交流请教儿子在个案疗愈过程中出现的情绪反复发泄状况，从而让自己可以放下牵挂和担心，静静观察儿子的情绪起伏，及情绪背后的潜在控制力量。

芋陪儿子小住几天后返京，回家后女儿拉着妈妈参观和分享这些天的手工小制作，原来女儿在床边墙上挂上了自己亲手制作的相片夹，每个小夹子上都挂着她亲自挑选的相片，除了现在芊一家三口的相片外，还挂上了她的外婆、爷爷还有哥哥的相片，女儿还逐一对每张相片做了介绍。以前女儿从不愿提起哥哥，一听家里大人提起就生气，而这次怎么会有如此大的变化？难道这和儿子做的个案有关？于是，芊将惊喜分享给杨老师，杨老师回复："个案关系里每个人的疗愈在同时发生了，同时发生性是荣格的蝴蝶效应理论。"

疗愈持续发生中，在个案后的几天，儿子与他爸爸发生激烈冲突，后来芊了解的情况是：儿子认为他在学校遇到了班主任老师的不公平待遇，而他爸爸不出面解决，反而给他灌输一堆大道理，他理解是爸爸站在老师的立场指责他。芊尝试劝说前夫陪儿子一起面对和经历这次难关，正好也是他们父子和解建立连接的好时机，而前夫一味地逃避找她求助，让她赶紧将儿子接走，芊接纳了前夫当前内心没有力量的状态，他自己也需要成长。

儿子决定放下学校的林林总总烦恼，到北京来散散心，芊答应了孩子。儿子来后，家里出现了兄妹融洽相处的温暖场景：妹妹依偎在哥哥的怀抱里玩游戏，还和哥哥说："哥哥，你常到北京家里来，我明天用零花钱请你去吃意大利面。"（这是女儿前所未有的与哥哥交流的方式，在儿子做个案之前，女儿从不让哥哥靠近她，见到哥哥，总是莫名地生气找茬。）芊惊喜地看到儿子已经成功穿越妹妹排斥的这个问题。

经历儿子的个案疗愈，芊已经能够接受儿子请假，甚至闹着退学不愿意回去面对班级压抑环境的情绪起伏。因为当她了解儿子的内在孩童处在五六岁的状态，就能理解他在学校遇到人际关系紧张时，出现的各种闹情绪、任性、不顾及后果的表现，也能清楚地知道在这个时候，他最需要的是妈妈的理解、尊重、包容与支持，陪伴他一起感受他的难过，陪伴他经历面对成长蜕变的痛。

等待机缘再次来到时，儿子和杨老师的个案之约还将继续，芊相信儿子可以继续勇敢地穿越与成长。

力 虹 说

　　单亲父母旁边伴侣位置的缺位，通常是充满了爱的孩子会冲上去，填补这个空位。如果是异性子女，这个孩子很易成为单亲父母的情绪配偶。这就是我们通常见到单亲爸爸与懂事早熟的女儿，单亲妈妈与懂事早熟的儿子组合，不是夫妻，胜似夫妻。不要以为孩子懂事早熟是好事，当"问题少年"为情势所困，真实样貌无法被看见、情绪被深压、需要被深埋时，一旦成为"问题中年"时，就很难收场。而同性的单亲父母与孩子也易形成既对抗又相互拖累、纠缠的格局。这样的错位，容易给父母和孩子造成面对以后情感生活的困扰，尤其是孩子的亲密关系会有很大的影响。无辜的孩子没有从父母那里学会爱，却奋不顾身地为父母去填补不属于自己的空位，有些，甚至不惜以牺牲自己的幸福和未来为代价。

　　孩子都是充满爱的，这份爱是真诚的，可惜盲目。

　　孩子内心无法统合的分裂感会引发孩子情绪上的纠结、焦虑、抑郁、愤怒等，拨开这些情绪的表层，无疑都会看见——爱与忠诚。

【案例11】 当我们都不再逃

　　芋的儿子继续进行个案疗愈，在杨力虹老师引导下，他把积压许久的满腔愤怒释放出来时，破坏力量如此强大，砸烂了家里一把铁椅子，真为他恨着的老师捏把汗，其实老师只是父母的代表，因为无法对父母拳头相向，所以挥向了老师。

　　第二次个案时，芋坐在一旁陪伴，个案咨询过程中，她目睹了儿子如洪水猛兽般的愤怒，虽然无法理解儿子为何愤怒至此，却已经能够接受他发作的样子。

　　儿子愤怒的情绪很顽固，根源挖了很深，却依然无法跟随杨力虹老师的引导向班主任老师真诚地说出"毕老师，我理解你的局限，我也有我的局限。"儿子拒绝与毕老师和解，宛如前夫拒绝与儿子和解，他们时而用嗔怒指责，时而用逃之夭夭，时而用扬言动武等行为来解决问题的方式也如出一辙。杨老师告诉芊，儿子对毕老师的愤怒是表面的，或者说毕老师只是个替身，是渲泄愤怒的出口。孩子当然有更深层的内在动机，他用拳头表达的是内心深层的渴望与期待，对他无法挥拳相向的两个人：父母。芊听了后，领悟此次危机的使命是要帮助自己去学习如何给予孩子无条件的爱。她相信自己已经具备陪伴儿子勇敢地继续寻根溯源的能力，她鼓励自己的内在孩童说："你已经成长，在儿子内心成长的道路上可以更好地陪伴他，相信自己有力量带领儿子勇敢穿越这次危机。"

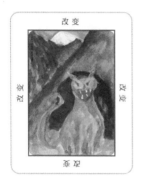
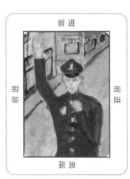

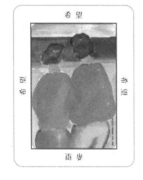
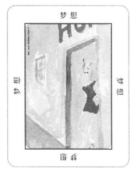
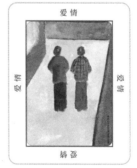

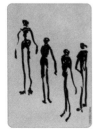
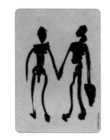
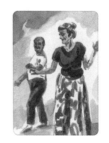

5

在个案中儿子与杨老师的问答，芊捕捉到了儿子流露出与毕老师和解的可能性，儿子要求父母出面与毕老师交涉，告诉老师的行为给他造成伤害的程度，要求老师真诚地向他道歉。

芊若是不亲历儿子的个案过程，她觉得自己会习惯性地批评孩子胡闹，完全不可能答应孩子的要求，自然加入到了老师的站队里与孩子对峙。儿子的个案场景让芊看见了儿子被愤怒控制，无助的他需要父母的力量支持。于是，芊与毕老师约谈，当起儿子的辨护律师，陈述儿子因老师的不公平对待让他感觉被当众羞辱，给他带来的内心伤害，希望老师认识到自己的行为方式不妥并给儿子致歉，希望老师本着以人为本的教书育人原则与家长配合，不抛弃不放弃，向积极方面争取孩子。聊了很长时间，毕老师被芊晓之以情动之以理，同意向孩子道歉。那一刻，芊感觉到了内在正被自己焕发的母爱力量激荡着。

回家后，儿子忍不住向芊打探和老师交流的情况以及老师的态度，她说："儿子，今天妈妈向老师说了你的委屈，老师了解情况后表示非常抱歉，希望你能够原谅他，重返校园。"她说完，明显感觉到儿子的一阵轻松，但是碍于面子的惯性让他表面依然坚硬："那得看看老师的诚意。"她说："接下来几天，毕老师会找机会向你致歉，然后安排搜集你这段时间拉下的课件，并帮助妈妈向学校申请办理你请假在家自习的手续。"这些话语如雨后甘霖滋润孩子渴望被爱的心灵，他露出了拒学以来鲜有的笑容。

芊对儿子无条件的支持，帮他出面对老师据理力争，令儿子有些感动。时逢新年之际，他即兴写下了他2014年的第一条微信："2013年过去了，新年的礼炮迎来了2014年。回忆旧的一年我努力奋斗过、我也迷失迷惘过，我有开心过，我也悲哀过。总结过去的一年总有太多的遗憾，但是人要往前看，未来的一年是奋斗的一年。比起浪费的一个月我还有五个月去努力，去为自己这十二年交一份满意的答卷。迈过1314祝福自己快乐要保留一生一世。"芊给儿子点了赞，同时回复评论："儿子，在妈妈眼里，你2013年也有很多收获，收获了北方的雪景，北京绚丽的春季，北京家人温暖的亲情，剑桥中学的友谊，还有内心破茧成长的痛与学习坚强。"

第二天，儿子又冒出新的恐慌情绪，他说："妈妈，我爸爸那边怎么办？他不支持我，和我说他去香港了很久不回来，他不再管我的事，让我不要回家去烦爷爷奶奶。"芊说："老师的事情先解决好，你爸爸的事情等过两天再去面对。你爸爸正在生气中，等他情绪过去后，妈妈约你爸爸好好谈你的事情，争取他对你的支持。"

芊已经觉察到前夫与儿子的纠结是儿子与老师关系投射的根源，儿子两次个案疗愈撼动、扰动了前夫的情绪，前夫选择了再次逃之夭夭，而芊自己也许因为不愿意面对前夫的指责情绪（离异以来，每次都是她在孩子遇到成长问题时与前夫交流，而前夫总是习惯性地抱怨指责她，说造成孩子的各种问题正是因为他们的离异，令孩子从小失去母爱），所以芊原本没有准备好约前夫面谈，甚至期待等到儿子内心有力量时，自行去穿越他与父亲的关系障碍寻根溯源，寻找到与他父亲家族连接的安全力量之根源。可是如今她已经答应儿子约前夫好好谈谈，怎么办？正当纠结之时，让她意想不到的事情发生了，前夫竟然主动约她见面，莫非疗愈已经在他身上同时发生？

芊和前夫恳谈了近三个小时，他们离异后从来没有过的谈话时长纪录。当她看到前夫多次闭目摸头的表情，理解了这个男人面对孩子挑衅的愤怒，面对孩子爷爷奶奶担忧的焦虑，面对前段婚姻感情的负疚，也理解了目前的这些困难纠结着他，而他无力面对和处理，他唯有选择逃离。芊说："我看到你这些年为儿子的付出，这些年辛苦你了，谢谢你！现在儿子长大了，他渴望生命的独立，在独立的挣脱过程中给我们带来了很多烦恼，如果我们此时学习多尊重儿子，信任放手他的成长，允许他可以有与我们不一样的命运，相信儿子会逐渐走出纠结，轻松地活出他自己。"前夫没有再习惯性地反驳她，他说："我和你的观念不一样，也不能说你的观念是错的、我的观念是对的，只是儿子命里随你不随我，我现在也想通了，只要是能有效解决孩子问题的我就支持。"

前夫的"大男子主义"观念非常的顽固，这些年他与她僵持着，是为了证明对方是造成离婚的过错方，反而儿子正在站在他们之间承担着他们对与错的纠结。而儿子的叛逆，让他们可以放下过去的恩怨，坦诚地沟通，双方的认可与感恩代替了过去的指责与抱怨。他们彼此的改变是历史性的突破，芊感动地说："我非常感谢你当年的放手，让我可以自由地追求生命，让我有机会成长，可以为自己的生命负责。以后我会用更多的时间陪伴儿子，请你放心。我祝福你能从过去的感情中走出来，迎接你生命的另外一半，我和儿子都会为你的幸福而快乐！"

当芊告诉前夫，她决定回到这座城市，用半年的时间陪伴孩子冲刺高考，他终于可以彻底放下对抗，与她一起探讨交流如何帮助孩子解决问题的方案，并最终支持孩子的决定。

儿子终于重新回到了校园，站到高考冲刺的跑道上。芊陪伴儿子亲历OH卡个案疗愈，经验着个案的整个过程，她惊奇地发现来自于前度婚姻的关系，因和解给她增加了处理儿子问题的智慧。她感觉这些天如有神助，帮助儿子一个个闯关口，虽有难度但都很顺利，而这段关系里每个人都开始勇敢面对，当他们都不再选择逃避时，疗愈如此自然地发生了。

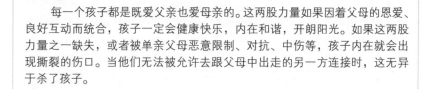

力虹说

每一个孩子都是既爱父亲也爱母亲的。这两股力量如果因着父母的恩爱、良好互动而统合，孩子一定会健康快乐，内在和谐，开朗阳光。如果这两股力量之一缺失，或者被单亲父母恶意限制、对抗、中伤等，孩子内在就会出现撕裂的伤口。当他们无法被允许去跟父母中出走的另一方连接时，这无异于杀了孩子。

芊的儿子用自己挣扎、纠结、愤怒直至和解的生命历程，表达出一个离婚家庭的孩子潜意识里深藏的秘密，那些都是渴望爱、希望被父母关注的不同表达方式。

破碎家庭,首先要成熟的是父母,尊重彼此曾经的陪伴,理解彼此的局限,接受对方本来的样子。而不是用互相中伤、限制孩子与对方接触的方式来阻止、否定曾经的连接。请你们看着孩子,真诚地对他说:我们是大的,你是小的。你只需要做孩子就好,我们自己的事情自己解决,无论我们中间发生什么事,请你相信:我们都是爱你的。我们会在心里为你留一个孩子的位置,请你在心里为我们留一个父母的位置。

当孩子听到这番话，会如释重负，轻松前行，成为自己。

作为父母，当你可以以成熟的方式来对待前任伴侣，承认他在自己心里有一个位置，尊重、接纳本来的他，与他真正地和解，孩子就可以从错站的位置上退回了。

　　当芊允许自己的生命绽放，她就一定可以，当她听从内心的声音，她就有路可走。

【案例12】　　　　　　　　　　　　**父母间的第三者**

　　12岁的阿米，上课不专心，成绩下降，走路前倾，脚跟不着地，脾气越来越暴躁，冲家人发火次数正在增多……正逢青春期，父母担心这个孩子，于是，带她找到杨力虹老师做咨询个案。

　　杨老师请阿米画出自己和家人时，她只能画出头部（图1），说从来没画过身体。而在现实中，阿米走路前倾，不稳。

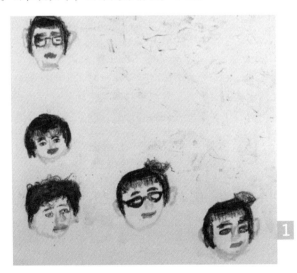

　　（左列、从上到下：父亲\母亲\奶奶，中：戴眼镜的自己，右：不戴眼镜的自己）

杨老师让阿米抽取三张图卡探索她原生家庭的关系，先抽取一张孩童卡图卡代表自己（图2），再抽取两张成人卡图卡分别代表父亲（图3）和母亲（图4）。她将代表自己的那张卡一直摆放在代表父母的两张卡之间，OH卡呈现，在阿米的潜意识里，她一直让自己站在父母之间，不肯退回到孩子的位置。

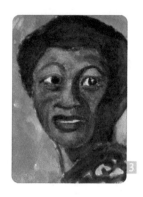 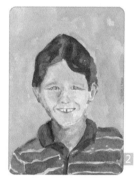 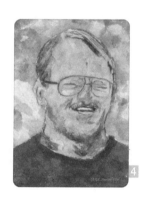

　　阿米告诉杨老师说："我站在他们中间，可以保护他们不出事。"
　　杨老师问："哦，你担心爸妈会出什么事呢？"

　　阿米答："爸爸妈妈在我7岁时经常发生冲突，爸爸在外面有了'小三'，妈妈伤心欲绝，他们经常吵架。每一次他们之间的冲突，我都记得非常清楚。有一次，我看见到妈妈拿着扫把打爸爸，还看到一次妈妈差点用菜刀砍爸爸。我担心他们这样会出人命。那时起，我就开始上课走神，完全听不见老师和同学的声音，我觉得自己这样做是'自我催眠'，经常要同学捅我一下，才可以重新回过神来。"

　　杨老师问："你觉得站在他们中间感受怎么样？"
　　阿米答："我希望自己站在父母中间，让他们之间的矛盾少一点。感受自己站在父母中间，心跳加速，心慌，但跟父母近，有温暖。"

　　杨老师问："你现在可以移动一下图卡，将代表你的那张卡移动到另外一个位置，让爸爸妈妈的卡放到一起，然后感受一下自己的感觉，可以吗？"

阿米按照杨老师说的做移动，反复了四次还是不肯将代表爸妈的图卡移动到一起，她说："移动了我的卡，让爸爸妈妈的卡放在一起，这样我感觉离他们远了，我害怕他们会出事。"当杨老师请她跟自己的身体连接，再去感受移动图卡的感受，阿米说："现在站在这个位置上，我能变得平静了。"

杨老师让阿米反复用这两个位置测试，阿米最终做了选择：让自己平静，交还父母的命运（图5）。

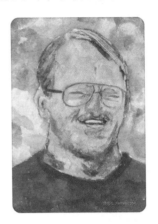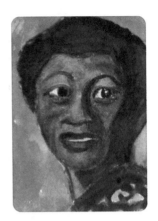

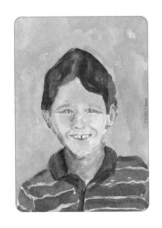

5

阿米交还父母命运，退回了孩子位置后，她终于可以做一个勇敢的动作：转身，走向自己的未来。杨老师陪伴阿米找到了她在学校获得作文奖的成功喜悦，帮助她下了心锚，重新树立了自信心，重新绘制了她的信念地图，也让她开始训练自己的觉知力，与大地连接的能力等。个案结束时，再让阿米拿起画笔，她画了学校，还画了四肢健全的自己（图6）。

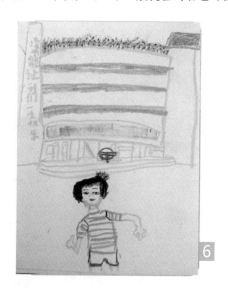

力 虹 说

　　这就是一个孩子，这个孩子的身体里面住着两个她：一个是有着正常需求的孩子，她希望父母关心、呵护、重视自己，需要父母的抚养、陪伴、教育，另一个是无条件爱父母的孩子，虽然这份爱盲目，但是天然，自发。就像阿米，她天真地以为自己站在父母中间，就可以调解他们的关系，让一家人和谐。而最终，她选择了退回到孩子的位置。

　　幸运的是，她才12岁，幸运的是，她的父母有这样的眼光与认知。仍然需要提醒父母们的是：孩子都是充满爱的，孩子的问题多半源自家庭，根在父母。

　　看见，即是疗愈的开始。各归其位，便是和谐顺畅的起点。

　　祝福阿米和她的全家！

第六章

金钱没有过错——吸引丰盛的财富

如果你不肯张开双手，欢迎金钱，它也只能绕道而行；如果你紧锁心门，对金钱心怀恐惧，它也无法靠近你。请你把属于父母的，对金钱的恐惧感还给他们。

——杨力虹

我们很多人都有这样的感受，提起金钱，总是有不安全感：要么感觉金钱匮乏，总不够用；要么感觉赚钱很难，辛苦付出了却得不到回报；要么拼命地工作赚钱，而有了钱却感觉不到快乐；要么害怕有钱会让家里的男人变坏……等等。

这些感受的存在往往与我们对金钱的信念有关：我们不喜欢钱，却又需要钱。也许是在我们童年时期，看见父母对金钱的态度，从而在潜意识层面形成对金钱认知的投射。有些人小时候，爸爸赚钱能力比较弱，妈妈对爸爸的唠叨指责，常会让孩子将过错归咎于金钱，是它造成父母不和；有些人小时候家里经济条件拮据，妈妈持家特别节俭，花钱的时候一角钱一角钱地砍价，自己和家人舍不得吃穿，这种情景常会让孩子对金钱产生紧张恐惧感；还有一些人，家里富裕，而父母却经常为金钱引发战争甚至离婚，妈妈常对孩子控诉金钱的罪恶，男人有钱就变坏，因为有钱爸爸在外面就有了别的女人……

我们通过各种努力的不同方式去赚钱，追求财富，而内在又如此恐惧、害怕、拒绝金钱，自然就不难理解我们为什么会经常处于金钱匮乏的状态，或者是对来之不易的金钱却没有喜悦感。

运用 OH 卡与潜意识对话，可以洞悉我们小时候发生过什么造成如今对金钱的态度，检视父母的金钱观念是如何影响着自己的。在厘清金钱关系的个案实践中，经常将 OH 卡、孩童卡、成人卡、伴侣卡来混合搭配使用。

　　　　　　　　　　　　　　我与金钱的关系 ▶

　　通过这个牌阵，去联想与金钱相关的生活场景，然后在冥想中去靠近金钱，感受内在的情绪反应、金钱的反应等。觉察呈现出潜意识层面自己对金钱的态度，是接受，抗拒，内疚？⋯⋯通过解读金钱和自己的关系，寻找适合自己且能理顺自己和金钱关系的途径和方法。

1. 我

(抽卡·成人卡图卡)

2. 金钱

(抽卡·成人卡图卡)

3. 我与金钱的关系

(抽卡·伴侣卡图卡或OH卡图卡)

4. 我与金钱的关系障碍点

(抽卡·OH卡图卡)

5. 理顺关系的途径和方法

(抽卡·成人卡互动卡或OH卡图卡)

1. 在成人卡中抽取一张图卡代表"我"。
2. 抽取另一张成人卡图卡代表"金钱"。

6

3. 在伴侣卡中抽取一张图卡代表"我与金钱的关系"。
4. 在OH卡中抽取一张图卡代表"我与金钱的关系障碍点"。
5. 在成人卡的互动卡中抽取一张，代表"理顺关系的途径和方法"。
6. 思索图卡带来的启示和感悟。

【案例13】 用OH卡自我探索和金钱的关系

> 莎莎一直感觉自己与金钱的关系不和谐，每次想到有关金钱的事情，她总会内心发堵，紧张、恐惧的状况随之袭来。她曾经参加"自在家园"的《OH卡心灵明镜工作坊》的学习，也经常用OH卡帮助身边的朋友们。这天，她决定用OH卡探索自己与金钱的关系。

这天，莎莎开始OH卡自我探索，她先后抽取了五张OH卡心灵图卡，分别代表自己、金钱、与金钱的关系、关系障碍点以及解决方案的图卡。

抽卡后，莎莎通过自我提问的方式与OH卡的图像连接，她直觉牌面传递的信息是：代表"我"的成人卡图卡（图1）是一辆沉重的火车头，冒着浓重的黑烟，在铁轨上缓缓爬坡穿越隧道。正如生活中的自己，每天气喘吁吁、身心疲惫地奔波着。代表"金钱"的成人卡图卡（图2）竟然是一个没有长大的"成人"，一个小男孩在无力又无奈地傻笑着。"与金钱的关系"的伴侣卡图卡（图3），整个画面的色调都是忧伤的，夕阳下，是彼此的分离、哭泣，抑或是指责、怨怼。"关系障碍点"的OH卡图卡上（图4），一个人的身影背后有很多重影，显示每个人的背后都有很多有形或无形的家族成员的关联，直觉是与家族力量的连接出现问题。代表"解决方案"的OH卡图卡（图5），一个女人恣意地抽着烟，身体放纵而懒散的斜靠在门框上，虽然她看上去不雅观，但又是那么的真实，毫不掩饰的一种开放。这竟然勾起了莎莎心底的一丝羡慕，自己从来都是别人眼中一本正经的乖乖女，有时甚至是传统和古板的，自己多想能像她那样浑身散发着女性魅力啊。也许，OH卡启示自己要先从学习做一个柔软的女人开始……

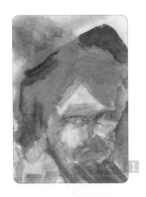
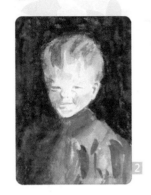
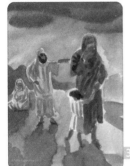
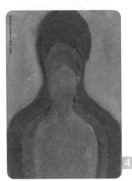
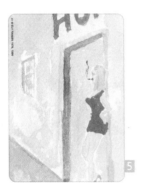

　　莎莎第一次OH卡排列结束后，这些直觉画面一直萦绕在脑海。但是对于"家族力量的连接是与金钱的障碍点所在——造成自己与金钱的关系是忧伤的、不和谐的——应该学习做一个柔软真实的女人"这个脉络，并没有更深的触动，也没有真正去深究和理顺家族动力的原因所在。

　　两天后的一个清晨，她安坐在沙发上，听音乐，看课件，没有任何期待的……不知什么时候，被哪个旋律还是哪句歌词触动，情绪突然崩溃，竟然哭得稀里哗啦，她任由自己的情绪尽情地释放。仿佛听见一个小女孩儿，大清早跟自己的父母哭喊着"我不想去上学！我不想去上学！我就是不想去上学！"仔细一听，她听到了自己内心发出的哀求："我不想努力、不想优秀、不想拼命了。我不要去赚钱，我就想什么也不做，我就想这么懦弱着，我是女人，我就要懦弱，我就是要懦弱！"那种委曲，那种无助，像是已经在内心深处、在无数个压力压得无法承受的时候呐喊过无数次了，但是她从来没有去静心倾听过一次！然后它就成了她内在总是感觉无力的原因之一，成了总是想要退却的原始动力。有意思的是，当爸爸妈妈看见和接纳了小女孩儿哭喊着不想去上学的这种情绪，小女孩儿叛逆的劲头反而就过去了，一会儿就又高高兴兴自愿地去上学了。当莎莎看见了自己内在小孩的脆弱无力，接纳她并释放了她的情绪后，反而感到内心一片轻松和宁静，如同理清了很多纠结，感到内在动力升起，无力感也减少了很多。

又过去了两天，莎莎又抽了OH卡，探索她与父亲的关系。听老师说过，一般情况下，事业感到无力，金钱能量受阻，应该先从与父母关系连接这一层面去探索。刚一开始，她没往这方面去考虑，是因为觉得与父母关系的这一部分，已经在一些大大小小的工作坊和课程中疗愈过很多次了，自认为应该没什么问题了，虽然因家里姐妹多，而父母想要一个儿子，自小就把她送去外婆家寄养，十岁才回到父母身边（从心理疗愈的角度来讲，这对一个孩子的伤害是很大的，特别是如此做法会使孩子跟父母的连接中断而造成将来的安全感缺失、不自信、无力感等等），但因为她已经做过几次的疗愈，感觉不恨他们，甚至很爱他们，应该没什么问题！出于好奇，她还是想探索一下，看看有什么新发现。

OH卡
与
心灵疗愈

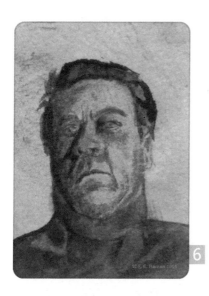

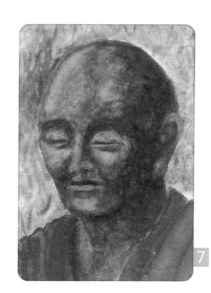

6

7

莎莎在成人卡中分别抽取了一张图卡代表自己（图6）和父亲（图7），她感觉自己像是一个很严肃的领导；代表父亲的图卡是一个正闭着眼睛满脸沧桑的老人。在她的记忆里，父亲在家里一直少言寡语，似乎除了挣钱，其他事情一概不关心也不过问，父女之间很少交流，除非他喝了酒半醉中，所以，小时候的她很喜欢喝了酒的父亲，至少他终于有话可以聊天了。而通过与图卡的连接和觉察，让她得以看到并理解了父亲内在的那份苦楚，养育这么多个孩子，而且都培养得很优秀，他当时是多么大的压力啊！他爱每一个孩子，只是他实在没有多余的精力了，他觉得只有挣更多的钱，让孩子们可以读更多的书，以后过上好日子，不再重复他们这一辈的老路，就是对孩子们最大的爱！她感受到了他那矮小身体和沧桑皮肤内的那份厚重、用生命在表达的爱！

　　父亲的价值观无意间深植于莎莎的潜意识，不禁承继了父亲对于金钱的那份沉重。

　　于是在冥想中，她与父亲做了内在对话，把她想对父亲说的话都说了出来："爸爸，你心里的苦我看到了，你的局限我也理解了，我全然接受你作为我的父亲，我的生命经由你和母亲而来，我会好好地活好我自己，就是对你们最大的报答！我会用生命去服务更多的生命，来荣耀你们！爸爸，谢谢你，我爱你！"说完，莎莎再回头去看代表父亲的那张图卡，她本希望能看到父亲把闭着的眼睛张开，结果没有，却无意间发现父亲闭着眼睛的眼角流出了一滴泪！父亲因为被看见、被理解而触动了内在最温柔的情怀，感动而泣！她接着再看代表自己的那张图卡，那种强装出来的高傲、那种拒人千里的威严没有了，面部表情温暖了许多，还有一种内心因触动而柔软而想抽泣的感觉，原来所有的拒绝背后，都是在渴望爱！

　　这时，她终于明白，为什么自己总是停不下来地往前冲，为什么总是给自己完全超出负荷的压力，为什么总是没办法轻松地活！原来在她内在深处，有一个生命原动力的渴望："爸爸，请你看看我！"从小到大，自己那么那么努力读书，每年成绩名列前茅，那么那么用功，中考全校第一，大学毕业分配到人人都说只要不犯错误、从现在就可以等着退休的单位，自己那么那么勤奋工作，不断被提拔不断被重用，哪怕身心俱疲，所有的努力和表现都是缘于内在那个还没成长起来的小女孩儿的单纯愿望，她当时并不能理解父亲的局限和压力，她只是想得到父亲的关注和爱！希望被父亲看见，希望被父亲肯定！

　　莎莎在开始探索自己与金钱关系的这几天以来，一直不断地获得觉察和疗愈，最大的感受是，疗愈不是一天两天、也不一定是当下就会见效的事情，很有可能是会在接下来一段时间里，都会有不同的感悟、释放，而所有的疗愈，似乎都是从看见开始的。疗愈与父母的关系，就是疗愈与金钱的关系。她鼓励自己"修复与父亲连接的创伤，重新获得从父亲那里传递来的力量，与金钱和解，将会让我更有自信在人生路上有力量地走下去！自我探索和疗愈的路还很长，还在继续。感谢有OH-卡的呈现和陪伴！"

力虹说

　　孩子的需求总是那么简单，但对她来说却又是那么重要！孩子的心又是多么容易受伤害，这份受伤害的心没有得到及时抚慰，就会被压抑到内在深处，存放在潜意识中，成为潜在动力，成了她生命底色的背景音乐，时不时播放，并吸引类似的困境在人生中不断循环上演！

　　看见，疗愈也就开始了。伤痛需要被浮上水面，需要被看见，需要被疗愈。最终会发现，所有的痛的背后，都是那份对爱的渴求。

【案例14】　　　　　　　　　　　　　　　我为什么留不住钱？

　　柳畅这些年在日常的生活中，金钱对于她并不经常算计着用，也就是心中并没有压力，随意花销。但随着年龄的增长，家庭负担的增长，各种欲望的增长，她发现金钱来得快也去得快，逐渐成为困扰她的苦恼。她带着"金钱的本质是什么，自己为什么留不住金钱？"这个问题，因缘际遇，来到了自在家园求解。

柳畅来到咨商室，杨力虹老师先让她放松自己，然后请她抽取OH卡。首先，在字卡中选择纠结在她心中的三个问题：1.金钱（OH卡中没有"金钱"的字卡，可书写在空白字卡上）。2.母亲——由于母亲身体不好，已成为了她很大的心事。3.生气——她感觉自己正步入中年危机，情绪总在一些无法自控中压抑着。

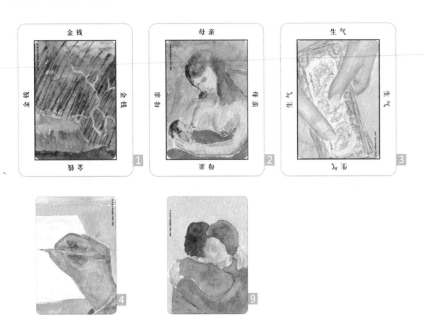

　　接着，她在OH卡图卡中抽取了三张图卡，分别对应以上这三张字卡。首先翻开代表"金钱"的图卡，暴风骤雨的情景立现眼前（图1）。柳畅说："暴风骤雨，对于我目前的金钱状况来说是一个十分贴切的形容，来的快，去的也快，正是我的苦恼。"杨老师让她抽取另一张OH卡，去感觉一下自己与金钱的关系为什么会呈现暴风骤雨的场面。她抽到的图卡是一只手在写着书信（图4），她说："直觉告诉我，这是我的手，而信是写给我的老板，我要告诉他，我不喜欢我现在的工作。确实是的，一直以来我的内心深处是不喜欢我现在所做的工作的，甚至是有些讨厌的，只是生计需要，我只能让自己做得优秀而已。"

　　杨老师请柳畅继续抽取孩童卡和伴侣卡来深入厘清，第一张代表老板

（图5），让她去与图卡上的人像连接，去感受一下老板是一个什么样的人，正在做什么，她说："我感觉老板是一个挑剔而坏脾气的男人，正在冲我发脾气呢。"第二张代表自己（图6），她说："图卡上的人正是我，我是一个那么弱小的女子，眼光是呆滞的，感觉很麻木，没有不开心，也没有什么开心，就像现在的我，为了生活而疲于奔命，让自己努力去工作而已。"第三张伴侣卡代表她和老板之间的关系（图7），她感觉自己是站在图卡左下方的男人，为了责任而认真努力地工作着，而老板则是图卡上抱着她劳动成果享受的女人。第四张孩童卡代表她的内在小孩（图8），当她看到这张图卡时，直呼惊奇，原来这张图卡上的人像除了肤色，和自己小时候极其的相像，尤其是神态。她与图卡上的人像目光对视，静心去感受一下对方的心情，她说："我看到了一种类似于气愤的不高兴，感觉是妈妈从这个孩子手里拿走了什么。"

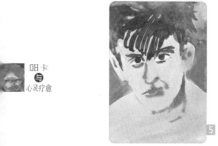
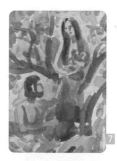
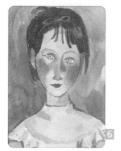

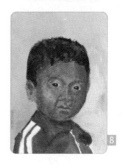

　　杨老师请她翻开对应"母亲"这张字卡的图卡（图2），她看着画面，感觉到自己惊出了一身的冷汗。画面让她看见母亲抱着出生刚8个月的自己正在哺乳，她心里纳闷："为什么母亲怀抱着我，而我还感觉到很冷呢？"杨老师请她继续抽取一张OH卡（图9）寻求恐惧发颤的真相，这张OH卡她看见与父亲拥抱在一起痛哭流涕，妈妈已经不在了，原来害怕失去妈妈这一主题正是她内心深处的恐惧。

她接下来翻开对应"生气"这张字卡的图卡（图3），则一针见血地呈现了目前最为无奈、最为让她愤怒的事情，那就是花钱，大把的钱，连"呼"的一声都没有就被花了出去。

当柳畅翻开了所有的卡牌，杨力虹老师开始用催眠的方法引导她去探索问题的真相，清理、疗愈，和解、臣服，找回自己内在的力量。随着杨老师磁性的声音响起，柳畅全身开始放松，而思维却愈发的清晰了起来，随着倒数的数字数到"一"，颂钵声在耳边响起，忽然觉得一道亮光从眉心展开。她推开一扇门来到一片很大的绿色草坪前，蓝天、绿草、小树，而旁边站着的一个6岁孩子正是自己，红棉袄，妞妞辫，自己玩着，看着吃草的老马，没有人陪伴，就一个人在玩，没有不开心，也没有开心，自顾自做着自己觉得应该做的事情。这个时候，从远处来了一群人，有黑色衣服的，有土黄色衣服的，面目狰狞地把她抓走，好害怕，恐惧从后背升起，她被关进了一间伸手不见五指的黑屋子里，突然听见屋里有水滴下来的声音，反而不害怕了，恐惧的感觉不见了……

响指声响起，柳畅来到了10岁的时候，她看见的这个画面是记忆中感到最害怕的一件事情，杨老师让她将画面里发生的事情描述出来，她说："那天，爸爸妈妈都忙，要加班，妈妈给我做好晚饭，就把我自己留在家里。我把电视打开很大声音，躲在沙发的角落里，举着我最锋利的一把短剑，感觉周围有无数的眼睛在盯着我。我发现有一双眼睛很熟悉，那就是奶奶的眼睛，奶奶让我看管着妈妈，不要欺负爸爸。"杨老师说："柳畅，你看着奶奶的眼睛，对奶奶说'亲爱的奶奶，我只是个孩子，父母的事情他们自己可以解决，我负担不了这些。'"柳畅跟随着说完，她说看见奶奶点了点头，然后转身离开，内心深处的恐惧也慢慢消散。

催眠状态中，柳畅非常放松配合，她感觉很多神奇的事情在发生，她自己仿佛坐着时光穿梭机回到了记忆中似曾相识的场景：

场景一：她一岁多，正坐在家里的床上，抱着一个大红塑料盆，盆里

6

有一个球。突然，有一个小娃娃跑进来找球，看见了她手里的球非常生气，质问她："你为什么要拿我的球？"她非常害怕地说："对不起，这个球不是我拿的，如果是你的，你就拿回去好了。"但是那个小娃娃不依不饶，非要她除了还他这个球，还要另外再赔给他一个球。忽然，娃娃就变成了一只面目狰狞的猫，对她一顿乱吼。她说："娃娃啊，对不起，我没有球了，这个球如果是你的，你就拿回去吧。"杨老师指导她反复和解后，猫咪温柔了下来，陪她在床上玩了起来。危机解除，恐惧也随着消失了。

场景二：一天傍晚，家人一起吃饭的时候，爸爸、妈妈、奶奶还有10岁的她，大家围坐在桌子前，那天晚上吃的水饺，爸妈俩人好像在唠叨什么，似乎是在说钱不够花的，蔬菜米面又涨钱了什么的。她仔细地听着父母的这些对话，感受到家里金钱匮乏给父母带来了很大的苦恼，自己不由对家里的经济状态充满了担心。

柳畅描叙完这些场景，杨力虹老师带领她在灵性排列中，做"面对金钱的困惑"的个案对话。请她站在金钱面前，杨老师让她去看看对面的他是谁？她答："他是我自己。"杨老师请她走向对面的自己（金钱），但对面的自己伸出双手，立起双掌，做制止状，他态度坚决地拒绝，让她无法走过去。杨老师引导她说："我决定多给自己一些时间来准备，机缘成熟时，当我足够爱你、尊重你时，我可以走向你，跟你合一。"说完这些，她说看见他微笑地点了点头。

随后，杨老师带她走到父母和各位祖先面前，请她对他们说："我的心里，永远有你们的位置，我尊重你们的命运，我是你们的一部分，我会把你们的爱传下去。爸爸妈妈你们是我最合适的父母，你们是大的，我是小的，我尊重你们的命运，理解你们的局限，现在，我把你们的命运交还给你们，请允许我活得与你们不一样。"当她跟随引导说完后，杨老师问："你看见祖先和父母他们是什么表情？他们愿意祝福你吗？"她说："祖先都很祥和地允许我、祝福我。可是，妈妈的态度让我愕然，同时又在意料之中，她紧锁眉头，断然拒绝我说：'不，你是我的孩子，你必须按照我的意思活，必须跟我的想法一样。'"杨老师引导她与妈妈对话，反复三次妈妈都不愿意接受她作为女儿的角色，在艰难沟通、和解后，第四次妈妈才勉强答应她可以活得跟自己不一样。得到父母和祖先的祝福与爱，她感觉内在充满力量，请她去看看未来两年后的自己，她说："我正自由自在地骑着单车在林间小路上驰骋，自信而有力量。画面安祥优美，路上遇到一位老人，为我指路，我顺着他为我指引的方向，朝着我心中的目标继续开心地前进。"杨老师说："柳畅，请你记住这幅画面，它将是你力量的源泉。"

杨老师请她回过头来再看这些图卡：关于"金钱"的图卡（图1），她看到已经由暴风骤雨变为了雨后春笋飞快地生长；"母亲"的图卡（图2），自己躺在妈妈的怀抱里也不再感到阴冷，而是充满了温暖；而"生气"的图卡（图3）也由花钱而变成了在清点存款；再看自己的内在小孩（图8），那个小小的自己，仿佛在骄傲地对她说："看吧！这一切，都是我做的！"

个案结束后，柳畅轻松踏上回家的路。3个月以后，她给杨老师来信写道："OH卡呈现出了在我的潜意识里我跟金钱的关系，犹如我跟母亲的关系一样，既依恋又拒绝，爱的能量卡住了。金钱不愿意让我走近，就像我拒绝母亲一样。当我能无条件地真正臣服，接受母亲本来的样子，不期待、不希望、不设计、不改造，我坚信金钱一定会张开双臂，迎接我。我允许自己在父母面前只做个孩子，我接受自己本来的样子，我学着爱我自己。个案疗愈后的这三个月，我发现：自己离真实的'我自己'越来越近，我看见她正在迎接我。助人一直是我的理想与目标。而这一目标，只有真实面对自己的人生功课，清理疗愈，找回自己内在力量后才可以实现，就像杨老师说的——首先要解决好自己的问题，才能去帮助更多的人！"

力虹说

金钱，它并非一堆纸，它是有感情的能量，它会流向有爱的地方。

很多时候，金钱与我们原生家族里的某些人有关系。当我们敞开心，尊重它，允许它自由流动，不再紧抓，不再掌控，解开让它窒息的绳索，丰盛与富足才会真正出现在我们的生活里。

第七章

找回迷途的自己——唤醒内在孩童和生命潜能

在成长的路上，我们发现：灵性的旗帜飘得再高，也会被堵塞严重的肉体、潜意识里的负性印记拉回原地。所以，我们不提倡那些逃避现实、缺乏自我觉察、否定自性圆满的"假空"。

我们根植于现实，关注每个生命每个面向的成长，让每一颗心都早日回到内在之家！

——杨力虹

"内在孩童"是源自于儿时经验存在于内心的一个心理实体，是从潜意识、人类本性的深处所诞生，内在孩童象征着未来和希望、幼小的心灵、生命的潜力以及自我的新生。然而，很多人在接受各种现代文明教育、社会化的过程中，自小被动接受父母、老师灌输的"顺从、听话、乖"就是好孩子的评判标准，他们因此过早地"不要孩子气"，抗拒幼小心灵的真实感受，经过反复不断"被成熟"化的惯性模式后，他们逐渐与内在孩童分离、迷失，从而造成童年的负面经验仍持续干扰着成年后的生活，当这些伤痛的陈年旧疤被掀开时，他们通常会用责怪他人、封闭自己、歇斯底里的方式来应对，造成更大的纠缠、混乱。如果内在孩童没被及时疗愈与清理，往往会造成成人后的各种关系里的困难与障碍，自我关怀与照顾他人的能力不能发展出来，也缺乏爱护自己与尊重他人的能力。成为父母后，难以扮演滋养型的父母，甚至形成"虐待循环"。

通过 OH 卡心灵图卡这样一个潜意识对话的工具，得以走进潜意识寻找一个适当的情境，重塑创造人们在孩童时代所曾有过的感受——尤其是与父母相处的有关感受，如小时候的一些基本需求未被满足，或是有恐怖、遗憾、惊吓、被弃、被歧视等经验，从而看见恐惧、焦虑、担心、害怕、羞耻、内疚、委屈等情绪包裹着的受伤内在孩童躲在某处，伤心哭泣，胆怯退缩，等待被看见、被听见、被接纳、被拥抱、被爱、被关心、被带回。

当内在孩童感受到被关注和安全陪伴，就会自然而然地穿越过潜意识里的重重负面情绪，提升个体自尊与自我价值感，减少自怜自恨，增进自爱与自我抚慰的能力，从而能够自由放松地与成人的自己实现完整的身心融合，从"被成熟"的假象中走出来，走向真正的成熟。

每个人的内在世界除了住着内在孩童，还住着内在男人和内在女人。内在男人代表刚毅、果断的阳性力量，他充满动力和自信，有责任感，能担当，懂得尊重生命的价值；内在女人代表包容、接纳的阴性力量，她温暖而柔软，充满爱，懂得理解生命的愿望。当一个人内心世界里的内在男人和内在女人和睦相处、关系亲密时，他的内在力量是完整合一的，身心会处于尊重、接纳、理解、包容的能量平衡流动的状态，于是他懂得关爱滋养自己的生命，在爱中流淌洋溢着喜悦，学会将爱给予他人，感知并创造着周围各种和谐的人际关系。

【案例15】　　　　　**遇见真实的自己，卸下伪装多年的坚强**

> 　　燕，一个旁人眼里的"女强人"，独立创业在商场上勇敢驰骋，她一直努力让自己各方面表现得更出色，沉浸在众人的目光都聚焦在自己的感觉，享受被关注和被认同的满足，但是她知道内心却极其厌倦与别人相处，经常迫不得已去面对各种人际交往。内外的双重性格差异之大，常令她处于矛盾的烦恼情绪边缘，不得自安。燕一直沉沦于内在世界里的挣扎，这一切，在她决定启程前往自在家园相遇OH卡这个潜意识明镜的那一刻，在悄悄地发生着变化……

　　燕通过网络偶然发现了杨力虹老师的博客，第一眼看到博客头像照片就很有亲近感，她便毫不犹豫地报名参加了杨老师的《拥抱内在孩童深度疗愈工作坊》，满怀期待与杨老师的相逢，满怀好奇这生平第一次的心灵之旅……"去自在家园！"在做这个决定的一念之间，燕也不知道自己哪儿来的勇气，开始了这场说走就走的疗愈旅程。

历经一天的旅途，傍晚时分，在千年古刹、古树、古泉相邻的自在家园庭院，燕见到了杨力虹老师。接下来，在静谧的工作坊里开始了这一段两天两夜的探求自我之行，亲身体验到了神奇的OH卡、家族系统排列、行星能量颂钵、催眠、绘画、音乐、舞蹈等一系列心灵疗愈方式。杨老师所用的这个巨大工具包让燕叹服，这些工具因人而异、当机对症地被杨老师熟练运用。

然而，让燕印象最深刻的是抽取OH卡心灵图卡来解读内在真实的自己。杨老师请学员们在摊开的一堆孩童卡中凭直觉抽取3张图卡，分别代表内在孩童、内在男人和内在女人。燕在翻开图卡的那一刻，迷惑了。 她的内在孩童卡呈现了一张呐喊的脸（图1）——发泄、愤懑、歇斯底里，似乎这种强烈的情绪已经被压抑了好久，这一刻得到了淋漓畅快的爆发。她不禁联想到："自己平时的情绪在压抑太久后是会这样发作的，这张图卡那么真实地显现出来，太不可思议了。"

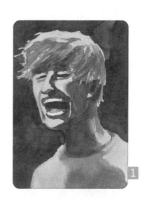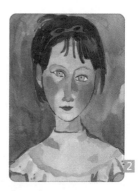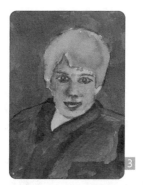

代表燕的内在男人图卡竟然是一张少女的脸（图2），杨老师提示燕接下来静心10秒钟，去关注图卡上人物的眼睛并尝试与之连接。燕心里一阵触动，她感到少女的眼睛里流露出来的是脆弱、忧郁、胆怯。

燕的内在女人图卡（图3），这个人物是个成熟的短发女人，眼神是自信坚定的。她心里感觉到很惊讶，问杨老师："是不是两张卡的位置应该调换一下呢？我一直认为自己独立坚强，甚至是别人眼中的女强人，照理说应该内在男人要够强大才是啊。"

"是这样的吗？"杨老师反问燕。燕一时语塞，表面解释这不像她，而她在心里却不由认同这就是真实的她，看到了她的沉思，杨老师紧追着一个问题接着一个，燕厚茧般的心在问题里被抽丝剥茧了。

杨：为什么要坚强呢？
燕：因为害怕受伤。

杨：害怕了会怎么做？
燕：会封闭自己，一个人独处。

杨：这样做能获得什么呢？
燕：可以静静享受孤独。

杨：然后呢？
燕：可以不用费心跟人交往，没麻烦。不用刻意修饰打扮，不用那么累做别人眼里完美的自己。

燕恍然大悟，原来外表阳光坚强的自己，内在是一个自信心不足，逃避现实，离群索居的宅女。为了让燕更加看清自己，杨老师让她再抽取两张OH卡图卡，一张代表别人眼中的自己，另一张代表自己眼中的自己。

"别人眼中的自己"——燕抽取的图卡是个放大镜（图4），这张卡的图画让她联想到众人的目光都聚焦在自己身上，自己的言行表现被众人像拿着放大镜一样地检视着、窥视着，并且不断地被放大着。原来如此，正是因为被这些别人的标准时刻审视着，燕一刻不敢放松地严格要求自己。潜意识里的这个意念成就了燕的完美主义人格特征，她时刻要求自己完美，处处要比别人好。她想起自己从小到大，一直成绩优异，各方面表现出色，是老师赞赏有加的得意学生；此刻脑海里浮现出的是父母以她为荣，他们在其他同学父母的羡慕赞美声中那满足开心的脸庞。

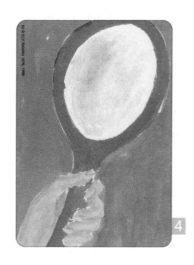
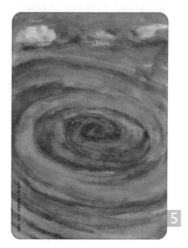

OH卡
与
心灵疗愈

　　原来这些年以来，她一直背负着这么多的期望，被架在高高的云端下不来，时刻不曾放松鞭策着自己要做到最好，要让老师家人感到荣耀快乐。燕觉得这是对自己的生命作茧自缚，她终于说出自己好累好苦的感觉。

　　"自己眼中的自己"——燕抽取的图卡是漩涡的水流（图5），看见卡上的图画，燕看到自己正深陷在那些漩涡，内心充满了纠结矛盾，她自以为优秀，但是却赢不来周围人衷心的认同支持。她说："一方面我骨子里的心高气傲，以自我为中心的狭隘视角让我常和自己说：'走自己的路让别人去说吧！他们不认同那是羡慕嫉妒恨呢！'"她稍微停顿了一些，接着说："另一方面我又苦恼于自己锋芒毕露，让身边的同学、同事、朋友们都望而却步。我刻意低调隐藏，努力地去迎合周围的人希望获得民意的认同和支持。于是我就这样别别扭扭地做着不真实的自己，却仍然没有感受到太多的善意。憋屈了，下一刻那个自傲的我又抬头了，费这么多的劲儿却依然深处人际关系的漩涡里，不如逃离做逍遥的自己，所以除了自己做主自立门户，我别无出路，我走投无路……"燕不由叹息："我其实不是别人眼里创业开公司的女强人，我只是一个没能力适应大公司的复杂人事的懦弱逃兵！"

　　杨老师沉静的声音又在耳边想起："OH卡联想可以有各种可能，你再仔细看看，除了漩涡，还会是一番什么景象？"跟随杨老师的转念指引，燕心里豁然一亮，她说自己看见漩涡过后是一汪纯净深邃的碧泉，自己正满怀信念行走于峰回路转、柳岸花明、曲径通幽的安静环境里。

OH卡心灵图卡的呈现，让燕看清楚自己掩藏多年的弱点，杨老师告诉她："每个人都有阳面和阴面，这样人才是完整的。而阴面部分往往因从小不被父母认可，孩子习惯性地抗拒它显现，将它深藏到不被人发现的内心角落，久而久之就成了内在潜意识。如今，你已经看见并接纳你本来的样子，相信你找到了完整的自己，生命的潜能从而被唤醒。"

燕喜极而泣，被OH卡触动的心灵疗愈如此不可思议地到来，她离开自在家园数天后，来信分享她的变化："我相信自己可以真正做到谦卑、包容和臣服。我会慢慢卸掉伪装的硬壳，散发自己内在感性柔软的女性气质，我周围的人可以感知到这种由内而外的变化。我害怕逃避的人际交往也会慢慢改善的，我相信我可以的。唯一的敌人只是我自己！感恩杨老师帮助我拾得自我觉察和自我反省的心，遇见过去和当下真实的自己，相信未来美好的自己就在不远的地方等待我的到来！"

力虹说

大多数"女汉子""女强人"们的"独立、坚强"，都是外在的伪装，自保的盔甲，防人的老虎皮而已。伪装下面有太多害怕——害怕受到伤害，害怕被人瞧不起，害怕不被父母认同，害怕自己不够好，不配得…… 为自己裹上坚硬的壳，避免碰触那脆弱，不肯承认自己也想依赖，拒绝看见自己内在那份柔美的女性能量。于是，戴上面具，盯着"成功"，疲于奔命，咬牙"奋斗"，为家人、为朋友、为下属…… 结果多半是，费力不讨好。

看见自己的本来面目，承认自己的真实需要，接纳自己的完整，退回到女性的位置，柔美、滋养、包容、接受、支持，让身心柔软起来，找回自己找回爱。

> 跟随慧的OH卡咨商探索经历，去体悟她运用OH卡找回自己的内在孩童，与内在孩童全方位地连接，重建亲密关系，跟她合二为一，一起成长的经验。

这个春天，慧到杭州出差，游历西湖美景时，慧却心事重重，未能全然陶醉于眼前的湖光山色。慧的内心偶尔有些忐忑不安的情绪掠过，她试图去扑捉这些情绪，追溯它们的来源，可是常常又是一阵惘然。

夜里，慧结束了忙碌的公务，在酒店里一个人安静下来。这时，她脑海里掠过在临安东天目山安居的杨力虹老师。前些日子，慧总是梦见逝去的大姐，慧觉知到了自己内心的向往，她要去找杨老师寻找困惑的答案。她的内心清晰勾勒出决定：去东天目山自在家园，赴一次身心灵之约。

慧经过两个小时的车程，于下午5点抵达自在家园时，在昭明寺庭院里的千年古树红豆杉下，见到了前来迎接自己的杨老师。慧内心感应："此时正是缘起时，让我全然忘却了旅途奔波的劳累。这里的自然风光太美，蕴涵的宇宙能量很强，良好的感受已让我于不知觉中开启了半扇心门。"

第二天，在自在家园院落里，慧悠闲地坐在板栗树下喝过几杯清茶，带着茶后余香，她轻松地走进了咨商室。杨老师已经安静而沉稳地坐在那里，等着自己。慧从OH卡的字卡中先选取了三张字卡，它们是目前需要面对的主要课题——"坚定""前进""成功"。

慧依照杨老师指示，凭直觉再抽取三张OH卡图卡，分别将它们摆放在了"坚定""前进""成功"的字卡上，与之对应。

杨老师问："慧，你看着三张图卡上的图像，你看见了什么，想到了什么？这样的情景在你的生活里出现过吗？"慧逐一地描述图卡上的画面："'坚定'的这张图卡（图1），我看到一片缀满星星月亮的夜空，虽夜黑风高，但有宇宙光明引路；'前进'这张图卡的画面（图2），我看到自己坐在医生的面前看病、体检，这可能跟我最近身体老是疲惫不堪有关，我对自己的健康一直很担心；'成功'这张图卡（图3），我看到了一根骨头、两颗牙齿，这是不是也跟我最近一直牙疼有关？代表'前进'和'成功'这两张卡，我都不舒服。"

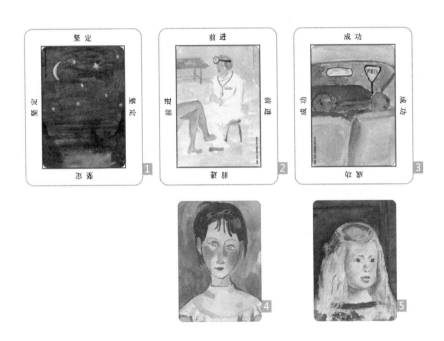

杨老师让慧抽取两张内在孩童卡分别对应"前进"和"成功"的卡片，找出"前进"和"成功"里的障碍与根源，这次的画面是两个人的头像。"慧，你看看'前进'对应的这张内在孩童卡（图4），你看她是谁？"慧说："我的心里很堵，我看到了孤苦伶仃的姐姐，她眼睛里充满了悲伤无助，哀怨地看着我。"慧刚说完，她似乎瞬间感同身受到了姐姐的悲痛，眼泪抑制不住地狂奔出来，此刻耳边传来杨老师的声音："这里很安全，你可以将自己的情绪释放出来。请你看着姐姐的眼睛，听她有什么话想要和你说？"

慧哽咽着："我听到半躺在病床上的姐姐微弱地对我说：'我马上就

要死去，我放心不下妈妈和小龙，你要照顾好他们。'我抱住姐姐啜泣：'姐姐，这些年，我一直因为没有送你最后一程感到无比的歉疚，当时我年纪小，心里对死亡很害怕，不敢面对。妈妈为了不让我们害怕，出于保护我们，妈妈就没让我们去送你。对不起，姐姐，希望你能原谅我。姐姐，这些年我和哥哥都长大了，都有了自己的家庭事业，我们有能力照顾好妈妈。妈妈现有小孙子，晚年过得充实幸福。我在北京工作生活，也经常找时间回到妈妈身边陪伴她，妈妈总爱拉着我的手一起聊家常听她唠叨。妈妈总说，她有两个女儿，虽然大女儿不在了，小女儿的陪伴让她能少了些许伤悲，多了些许开心。小龙现在也长大了，有了自己的工作，也有了自己的爱人，我和妈妈都尊重小龙的选择，也相信小龙有能力去面对他自己的生活。小龙现在准备买房结婚，我在有能力的情况下，也可以帮助他一些。姐姐，请你放心。'"慧说完，已经抑制不住内心的悲伤，泣不成声。

慧听见杨老师说："慧，姐姐听见你的回答，她还有什么话要和你说吗？"慧说："姐姐听完我这些话，悲伤的眼神逐渐褪去，喜悦逐渐代替了悲伤。姐姐安详地闭上了眼睛，我轻轻地将姐姐的身体放下，让她完全躺在床上。"杨老师引导慧与姐姐告别："亲爱的姐姐，我看见你了。感谢今生我们的姐妹缘分。我尊重你的命运，我现在将你的命运交还给你。我有属于我自己的生命，我会在这个世界上停留久一些，我会以通过帮助更多的人的方式来纪念你，来荣耀你的生命。如果我过得好，请你祝福我！"当慧说完这些话的时候，她心里的悲痛已逐渐平息下来，在观想中，慧平和地望向姐姐，只见天上飘下来了两位天仙，她们陪伴在姐姐左右，牵起姐姐的手，向前方那团圣洁的光里走去。慧目送着姐姐的身影渐渐走远，最后完全消失在光里。杨老师说："慧，请记住刚才那个光明的画面，姐姐去了那个她应该去的光明世界。"跟随着行星能量颂钵声音的指引，慧回到了现在自在家园的咨商室里，她再去看桌面上关于姐姐的那张图卡，姐姐的眼神只有安详，她的心也安了下来。

慧整理了一下自己的情绪，听到端坐对面的杨老师说："慧，你现在再去看看'成功'为什么让你不舒服的原因，看看这张内在孩童卡上的小女孩（图5），她是谁？"，慧直觉闪现确定地说："是我。"接下来是慧和杨老师的几句简短问答。

杨："哦，小女孩是慧自己。她有多大了？"
慧："两三岁。"

杨："慧，你问问她在干什么？"
慧："她说她正在窗前站着等爸爸回家。"

当问答进行到这里时，慧的情绪失去了控制，孤独、无助、焦急、无望的各种情绪交集涌现，她大声哭了出来："可怜的小女孩，她不知道爸爸永远回不来了，她将永远等不到爸爸了。"

杨："哦，你问问她爸爸去哪里了？"
慧听到这句问话，哭得更厉害："她说：'爸爸劳累工作，生病死了，再也等不到爸爸回来了。'"

杨："慧，去真正地看见站在窗前的那个小女孩，看着她的眼睛，对她说：'这些年，我忽略了你，现在，我真正地已经看见你了，我已经长大，有能力保护你了。'走过去和她在一起。你们拉着手向前，来到爸爸面前，你们一起对爸爸说：'亲爱的爸爸，感谢您给了我们生命。我们身上流着您的血液，感谢今生我们能成为您的女儿。我们尊重爸爸您的命运，我们将您的命运交还给您。我们拥有属于自己的生命，它来自于您，我们会幸福、快乐地生活，我们会把您的爱和生命传递下去，传递给我们的下一代，我们在这个世界上会停留更多的时间，我们会做更多的事情帮助更多的人来纪念您！'"慧跟随杨老师说完这些话，她说看见爸爸始终慈爱地微笑看着她们，并伸出双手爱抚她们的头，爸爸点了点头，然后安心地转身，在慧的爷爷奶奶的陪伴下，走向了那团圣洁的光里，温暖的光将他们完全包围直至最后消失。

杨老师说："慧，你问问小女孩，她现在感受怎么样？"，慧说："小女孩感觉没有那么孤独了。"在杨老师的指引下，慧在冥想中与身边的小女孩进行了灵魂对话，看到了她稚气的小脸上充满天真、可爱、喜悦，她告诉慧现在她很开心，想和慧一起到院子的花园里玩。

杨老师说："慧，很好，请你陪她一起出去玩。"慧描述了她陪伴着小女孩来到了花园里尽情玩耍的场景："我们一会儿荡秋千，一会儿挖泥土，一会儿浇花，还一起栽下风信子。玩得很开心，玩了很久，我们俩人都有些累了，于是我拉着小女孩的小手准备回家。当路过风信子前，我们看到正在绽放的紫色花朵，还有阵阵花香。我对小女孩说：'我已经长大了，我拥有了自己的家庭，我正如这花一样在绽放。请你放心，我有能力照顾好我自己。请你跟我一起回家。'看见小女孩点了点头，慧与她牵手走向了回家的路，她偶尔回头看看那朵绽放的紫色风信子，安心地走进了我的身体，与我完全融合，我感受到了从未有过的完整美好，身体好像被松了绑，很轻松、很舒坦。"

　　此时幽静而清脆的颂钵声响起，在催眠引导中，杨老师让慧去看三年后的场景。慧看到了这样一个画面：自己穿着休闲的家居服，正在餐厅里与先生和孩子们一起品尝着自己亲手做的美味佳肴。

　　杨老师说："慧，太美好了，你正在和家人们享受着天伦之乐。请记住，温馨和谐的家庭是你力量的源泉，以后在你面对各种困难挫折的时候，请常常想起这个温馨的画面，它会给予你无穷的力量。慧，你的身心已经整合，你完全接纳了自己天真、纯洁、可爱的内在孩童，你要感谢她，正是因为她让你既具有成熟女人妩媚、浪漫、知性、沉稳的魅力，又具有天真、纯洁、可爱、善良的天性。"伴随着颂钵的声音，慧带着清醒的觉知，神清气爽、完完全全地回到了当下自在家园的咨商室里。

　　此时，杨老师让慧再看看那张"成功"的图卡（图3），她说看见之前的"骨头"现在是一座坚实牢固的桥梁，通过这座桥，自己正从灰色地带走向充满绿色希望的广阔天地。

　　慧离开自在家园时，用微信给杨老师留下了这样一段感言："我感谢自己做出自在家园之行的决定。一切皆因机缘已到，缘起自在家园，感恩杨力虹老师。我惊叹生命的万能伟大，它可以让我不受身体躯壳的限制，在灵性的世界里穿越时空，得以与我先逝的家人灵魂对话。我接受身心灵整合的奇妙之旅，这次OH卡疗愈同时融合了行星能量颂钵、催眠、家排、完形、音乐、绘画等整合疗愈方法，让我觉知禁锢自己成功的旧信念和模式，穿越恐惧的情绪障碍，让我重新找到自己，了然自己真正的生命实相。我去自在家园探寻关于'坚定''前进''成功'的课题时，收获到了'物随心动，境由心转'的能量，我心里已经有了清晰的答案！"

力虹说

梦，是潜意识的通讯员，尤其是阶段性、反复出现的梦境，值得探索。当我们去打开这封来自潜意识的信，会看见：我们内心深处埋藏了许久的伤痛，积压了太久、不胜负荷的情绪。释放、疏解、穿越、放下、疗愈、整合。

我常说，前来个案或参加工作坊的学员都是勇敢者。面对真相，会痛，但短，且痊愈。不去面对，逃避，冻结，甚至麻木，却如刺陷肉中，时时隐隐作痛，遇极端对境，便会钩血带刺，撕裂旧伤。

人生就是一个不断在选择的过程，我们，必须为自己的选择负责。无论，你选择面对，或是继续逃离。

【案例17】   走在回家的路上

恩培，在匆匆流逝的时光里日复一日机械地工作生活，常常莫名产生稀里糊涂的迷茫感。她常想活得更明白一些，让生活过得更好一些。因为这种迷茫，恩培喜欢大量阅读身心灵成长的书籍和网站空间，而真正促成她自在家园OH卡探索之行的是——杨力虹老师著作的书籍《成为自己找回爱》。

恩培很喜欢杨力虹老师笔带蔷薇的文字，尤其是杨老师写作的《成为自己找回爱》《觉悟 爱》这两本书，将其中的文章一再反复阅读中仿佛感知有种心灵疗愈的力量，不经意间，她感受到了自己的向往：成为一个内在坚定，外在柔和，温柔而坚定的女人。为了成为这样的女人，恩培做了一个

7

清醒的决定：义无反顾地奔向了天目山自在家园。

恩培一直都不觉得自己有什么大问题，因为她认为自己的家庭、工作整体而言都挺顺意，比较优越，只不过自己对生活偶有些无力感和迷茫感。杨老师让恩培抽出一张内在孩童卡，让她去关注图卡上那个孩子的感受（图1）。一瞬间，恩培表面的平静突然土崩瓦解了，她看见了一个恐惧到了极点的孩子，站在三十年前的某个清晨，无助地哭喊着……

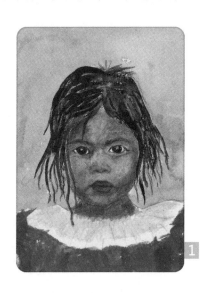

恩培回到了三十年前的那个清晨，她即将结束暑假回到镇上的小学上学，学校离家有些远，每天要早出晚归，不能再待在家里照顾妈妈了。恩培的妈妈罹患肠癌进入晚期，已经不能起床，她每天绝大多数时间只能躺在竹榻上，吃的东西越来越少，身体疼痛发作的间隔也越来越短。每当妈妈身体不太疼的时候，就一定叫上恩培坐到边上，反复地对她说："孩子，要是我死了，你该怎么办啊！？"而更多的时候妈妈都会在剧烈的疼痛中苦苦煎熬。小小的恩培心里有些害怕妈妈说的是真的，她希望好好陪伴着妈妈，而因为童心未泯，她也时常寻思："什么时候我可以溜出去和隔壁的小伙伴一起玩会儿？"

妈妈说的那天终于来了。恩培的爸爸出差了，为了方便照顾，她和表姐睡在妈妈床边的一张小床上。清晨，当还在睡梦中的恩培被表姐大力地摇晃弄醒时，她迷迷糊糊还不明白到底发生了什么，只是看见表姐的脸色那么可怖，声音那么凄厉，大声对她喊着："恩培，你妈不好了，你快过来看看啊……"。恩培看见妈妈的脸腊黄而浮肿，眼睛可怕地睁着，手已经温凉了，她跪在妈妈身边拼命地哭叫："妈、妈、妈，您怎么了……"，可是任由她如何撕心裂肺地哭喊，妈妈始终没有回应，一颗浊泪凝挂在妈妈的不肯闭上的眼角……

一张OH卡，让恩培三十年前那个无法愈合的创伤，血淋淋地呈现出来，一幕幕全在眼前复活。杨老师在个案处理时，慈爱地陪伴着恩培，任由她尽情倾泻三十年来深埋于内心的痛和歉疚。恩培哭得撕心裂肺："我以为我已经忘记，我以为我活得很好，可是骨子里，我还是三十年前痛失母爱的孩子，我是那么的恐惧和害怕失去妈妈。而在妈妈逝去的时刻，我却在迷迷糊糊的贪睡中，让妈妈不能放心地合上双眼安息。"

杨老师等待恩培情绪慢慢平静下来，引导着恩培说："妈妈，对不起，在您生命弥留的最后时刻，我因为贪睡未能送您最后一程，我非常地内疚，这些年一直在自责中度过，请您原谅我。妈妈，我爱您！为了将我带到这个世界上，您为此付出的代价我将回报，我将好好利用我的生命去服务更多的生命，以此来纪念您，荣耀您的生命。我会将您给予的生命传递下去，一如您所做的。妈妈，我尊重并全然接受您的命运，从今天起，我将您的命运交还给您，请您接受我做您的孩子，如果我过得好，请您允许和祝福我！"

当恩培对着妈妈说出了这些话，她如释重负，放下了背了三十年的"壳"。恩培此时终于明白，原来她是那么缺乏安全感，所以她一直活得小心谨慎，不敢做真实的自己。为了让家人满意，她填报了不喜欢的师范学校，放弃了参加高考的机会，让所有的老师都为之惋惜；为了让领导、同事、家人满意，她一直拼命地工作，百般地苛责自己，要求自己做得更好、更好、更好；为了让老公和孩子满意，她拖着疲惫的身体操持家务，事事亲力亲为……她从来不敢据理力争，成了同事眼中的老好人，领导眼中的好下属，只有她自己知道，有时她也想撒回泼，有时她也想严词拒绝。可是，一个只有十二岁的孩子，她怎么敢？她害怕，她活在深深的恐惧里。杨老师对恩培说："不要绷得太紧，放松一点。你现在已经是成年人，可以为自己负责了！"

恩培在自在家园通过OH卡心灵图卡照见潜意识，穿越时空回到了三十年前，看见了那个因不能与妈妈说上临终前最后一句话而内疚的内在孩童，一直站在原地被恐惧笼罩，当她将内在小孩带回家，与她合一那刻起，她找到了潜在力量的来源。相信如今的恩培已经走在回家的路上，也许路会很长，但是她不会再害怕，她会走得更从容、更淡定。

力虹说

一般来说，老天不会给你超出承受能力的难题。因着苦难与挫折，我们才有"越挫越勇"的机遇，每一个黑暗的盒子里，都装着一颗闪亮的钻石。只是，有时我们被那个黑盒子吓退了，不敢去打开。

勇敢的心，像太阳闪耀光明。千年暗室，一灯即明。

OH卡
与
心灵疗愈

【案例18】　　　　　　　　　　恐惧绝境恰逢重生

彤彤说自己一直想放下手上的事业，因为自己经营这家公司数年，公司业务一直受政策变化影响，顺畅－整顿－顺畅－再整顿，经历过几个轮回，反复折腾消耗着她的时间、精力和资源。而她每每想到放弃经营另谋出路时，念头一出现，心中即刻惶恐不安，滋生一种恐惧感。自从她参加《OH卡心灵明镜工作坊》后，每当遇到恐惧情绪袭来时，她已经逐渐习惯用OH卡向内心去探寻恐惧感源自何处。

彤彤选出了四张OH卡字卡，分别代表她当前的状态：希望"停止"，却又"恐惧"停止，而如果继续将非常"危险"，她希望通过OH卡得到启示，如何才能"消除"这些恐惧和危险？她同时抽取出四张OH卡图卡分别对应字卡，当这几组图卡依次被她翻开时，身体被猛然地触动，因为看见了内心害怕发生的事件正经由OH卡向她展示，如它已经洞察到彤彤此起彼伏的念头。用开放性问答方式，她让OH卡带着自己去寻找实相的答案。

　　彤彤看着第一组"停止"的图卡（图1），很困惑，感觉不清楚它是什么。于是便抽出一张孩童卡图卡（图5）来辅助，当这张孩童卡与OH卡图卡摆放在一起时，她的脑海在瞬间有个感觉…… 她采取自我提问的方式与潜意识对话。

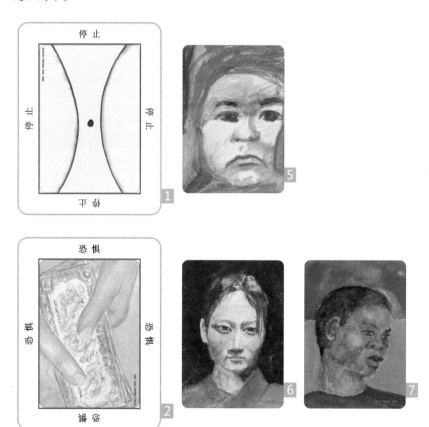

问："你现在与'停止'这组字卡和图卡联结，你感觉看到什么吗？"

答："是的。图卡上的黑点是一个正处于生命孕育阶段的受精卵，随着生命运动节拍在跳动日渐发育。"

问："你感觉这个受精卵孕育的是谁的生命？这个人你认识吗？"

答："他是我，我刚在妈妈体内尚未着床，我感觉到妈妈很焦虑，是否要把我生下来，因为家里经济条件不好，要抚养3个孩子，这对于家里将是很大的经济负担。"

问："你感觉'停止'这张图卡向你预示着什么？"

答："我害怕停止，因为那样，我的生命将止步这个世界。"

问："这张孩童卡上的人是谁？你见过他吗？"

答："她是我的妈妈。"

彤彤自我引导："好的，现在请你看着妈妈的眼睛说：'妈妈，我感谢您给予我生命，为了将我带到这个世界。您所必须承担和付出的，我将回报；我将好好利用我的生命为您带来喜悦，并将您给予的生命传承给我的后代；我将丰富与荣耀我的生命，您的付出是值得的。妈妈，我全然接受您作为我的母亲，也请您接受我作为您的孩子。请允许我可以与您有不一样的命运，如果我过的好，请您祝福我！'现在，当你再去看这张图卡，发现和之前有什么变化吗？"

答："是的。我现在看见自己呱呱落地的时刻，爸爸将我抱在怀里走到妈妈面前，和妈妈正高兴地谈论着我长得像他，我的父母非常开心地迎接我来到这个家庭。"

彤彤放松的状态，让她与潜意识对话很顺畅，她接着看着第二组"恐惧"的图卡（图2），自我对话。

问："你现在再看'恐惧'这张图卡，你看见了什么？"

答："我脑海里出现了这样一个画面，我正在数着家里刚赚来的钱，可心里却没有欣喜，而是忐忑不安，有些害怕。"

问："你为什么害怕，是什么东西让你害怕？"
答："好像和我妈妈有关。"

问："你现在再从成人卡里抽出一张图卡代表你（图6），另外一张成人卡图卡代表妈妈（图7），你与这两张卡联结15秒，去感受一下她们是什么样的心情？正在说什么或做什么？"
答："我听见妈妈说：'孩子，割草人不比放牛人，我们是苦命的割草人，只有辛苦的劳作不停地割草才有饭吃，我们命里不能轻松享受。'正是听了妈妈这些话，让我害怕，我抗拒'苦命的割草人'这个定论。我愤怒地朝着妈妈喊：'够了，我讨厌这该死的论调，我为什么不可以轻松地赚钱？我为什么不能轻松地享受生活？'我听见妈妈说：'孩子，这就是我们的命，认命吧。'我声音提高了调，哭喊着说：'够了，我讨厌这该死的论调。那是你的命运，不是我的！'"

任彤彤哭喊一阵，情绪慢慢平静了下来，她走向妈妈面前说："妈妈，我爱您！我尊重并接受您的命运，我理解您的局限性。现在，我将您对金钱的恐惧感交还给您。从今天起，我尊重与接受金钱。我会靠自己的能力去获取相应的金钱，达到施与受的平衡。我不再惧怕它，我打开心门让它靠近，并让它在爱中流动，让它成为我的好朋友。我是值得的，我配拥有它！"

让自己安静一会儿，彤彤继续自我对话：

问："妈妈听完你说的话，她有什么反应？你现在感觉怎么样？你看到的画面是什么？"
答："妈妈接过我交还给她的命运，微笑地祝福我，然后转身离开了。我回到家里，坐在沙发上，和先生一起讨论我们正在转型发展的项目前景，我们两人达成了家庭分工的协议，先生主外执行战略规划和战术执行，在过渡期我辅助工作一段时间，适应角色的转换，之后我主内关注家庭和孩子，同时发展我的志业，潜心拓展自己在身心灵疗愈方面的潜能，帮助自己穿越恐惧重建安全的生命认知，并通过自己的生命去服务更多的生命。"

问："哦，真好。这张'恐惧'图卡给了你什么启示吗？"

答："是的。它让我明白了这次事业跌至谷底的危机，让我觉知生存恐惧的根源，我终于有勇气接受与先生角色的调换，走出苦命人必须不停辛苦劳作的命运局限。放下我多年因恐惧紧抓的安全感，我与先生可以轻松赚钱，构建属于我们家庭的新经济生态圈。"

彤彤经过自我引导，与"停止"和"恐惧"这两组图卡做完联结，她再去看第三组"危险"的图卡（图3），已经没有之前的威胁。彤彤看到已经长大成年的她，勇敢地与过去受限的命运挥手告别。而从第四组"消除"的图卡（图4），它已经给了她这次探寻真相的答案：自己与先生正在形成夫唱妇随的伴侣互动关系，这是非常适合他们感情的经营方式，将带给他们充分的财务自由和平衡，以及和谐的家庭氛围，伴随他们浪漫终老。"

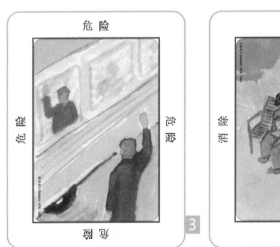

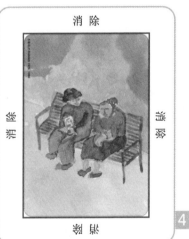

彤彤自我疗愈完成后，她的状态轻松自如，感觉之前的恐惧因遁形而逐渐消散。她即兴在微信里分享心灵收获："感谢自己的开放，让我在恐惧绝境能够从容与它相处，勇敢穿越时恰逢重生机缘！感谢神奇的OH卡，犹如我心门的钥匙，在我的心与纠结相遇时，它能打开心锁让我走出去沐浴阳光，它已经让我逐渐有力量疗愈自己！我现在遇到问题感到困惑时，能用OH卡给自己指引方向了，能够学以致用了。希望与更多人分享，愿OH卡可以帮助更多有缘人！"

力 虹 说

OH 卡的妙处就是让你直面人生，为自己当下的选择负责。它跟塔罗牌不一样的是，它没有固定牌意，它深入潜意识。它不光让你可以看见事件表面的现象，更多可能是，它可以让你了解内在的原因及动力。

人生剧本由我们自编自导自演自观，而 OH 卡让你看清楚当下正在演的哪一出，哪一幕。如果不想再重复轮回老戏，修改剧本，是时候了。

7

第八章

OH 卡疗愈个案分享

今天是我此生第一次做生命疗愈的个案，付费，全额，不打折，不是免费体验或者赠送，也没有特殊优惠。是我自己决定要去花这个钱，做这个个案，解决一个问题。

尽管疗愈师是我极其信任、从心底里觉得亲切的杨力虹老师，在去之前的一天，当我意识到生平第一次自己付费的整合疗愈就在眼前时，我的心里就像面对所有的陌生、未知场合一般习惯性地猛跳了几下。但它很快平静下来，想到杨老师，它觉得没什么好焦虑的。它只是有点担心，问题是否准备好了，是否能"高效"地利用那一两个小时的时间——那可是好几千块钱啊！然后它又有点不好意思地责怪自己，这个时候怎么还在计较钱呢……为什么不能计较了…… 呃，好吧，别争了，什么念头都有，都正常。

一觉醒来就到了今天，天气很好，天空很蓝，做个案的地方离家只有三站地。是我最喜欢的组合：美好的阳光和古老的胡同。哦，我的天，尽管这种感觉我已经太熟悉了，可我还是忍不住一再在心里感叹，在北京十多年了，竟然又是一条我从来没有来过的胡同，而我就住在这附近有八年之久了。天啊，北京很大是真，可我未免也太对世界缺乏探索了吧。

我推门走进工作室，静悄悄的，一屋子安静柔和。没人应。我站在门口深呼吸一次，放松下来。慢慢走进去，左右看看，房间看得出来是新装修的，布帘、茶台、不多的摆设都透着新。我问了几声，仍然没人应，我走到房间一端摆着的茶台边，蹲坐在一只新的藤编蒲团上。链条小包滑落在地上，和地砖碰出叮铃的声响。

里间传来一点动静，我站起来，瞥见一抹橙黄色的明亮扫过地板，杨老师随即出现。她带着一贯亲切的神情说，哦，你提前来了。我朝她微微倾身鞠躬，跟她问好。随她走进个案室。

好，就是这里了。我走进温暖的个案室，长长出一口气。

和杨老师相对坐下，我们寒暄了几句工作的事。很快她让我说说我的诉求。

我想要探寻解答的问题，之前已经跟她讲过几句。关于我内心深处难以自制的物质匮乏感。虽然我在物质上从未至于困难的境地，但经济上一直不宽裕，而且总是担心自己没有，觉得自己创造不出来，不知道那个源头在哪里。由此还派生了很多其他的问题，比如胆小、执行力低、计较付出、不愿分享、嫉妒，等等。

她点头，表示全都理解。她首先让我将目前心里对金钱的感觉画出来。我闭上眼睛，认真感受了一下，觉得钱此刻对我来说是一层堪堪能盖满地面的薄薄一层，我拿出黄色颜料，用一支小笔，画了薄薄一层铺在底部的黄色线条。很单薄，战兢兢地在那儿，好像怕稍有风吹草动他们就会不见了。

然后杨老师让我画出心中理想的金钱状态。画面很清晰，是一片静谧的轻轻荡漾着万顷碧波的汪洋大海。我拿起蓝色颜料，选了最大号的笔，爽快地将蓝色粗波浪线条涂满了大半张纸，觉得又安全又自由——如果能有这样一个源头和这样一汪大水，我就什么都不怕了，我就会得到经济上的自由。

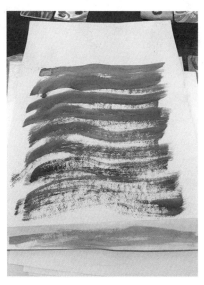

然后，杨老师收起画纸，腾出桌面，拿出两幅图卡，问我，在你心中，父母是小孩子吗？还是成年人？我一时并没有清晰的感觉，抬头想了一会儿，说，像是平辈。她又问，那你呢？你是成年人还是小孩子？我说，我和他们一样，不是小孩子，是大人吧。

她于是选了成人卡，摊开，让我抽取。我分别抽了代表自己、妈妈、爸爸的卡。逐一翻过来。代表我自己的，是一个小老头儿（图1），脸上挂着笑，看起来挺开心的，但我觉得怪怪的，说不上来哪里怪。让我挺吃惊的是，代表妈妈的图卡竟然是一个满脸痛苦、眼睛朝下看着地面的女人（图2）——这和我印象中的妈妈大相径庭，且我明白看着地上的意思：死亡的牵引。但我之前已经见识过太多家排的"神奇"，以及基于对杨老师发自内心的信任，我告诉自己，先让理智在这一两个小时期间完全放松，过后再判断不迟，此刻先完全交由老师带领，看看能不能有什么新的发现。我接受了那张卡被我抽出来放在面前的事实，代表爸爸的卡，在意料之中，是一个绿绿的苦苦的老小孩（图3）。

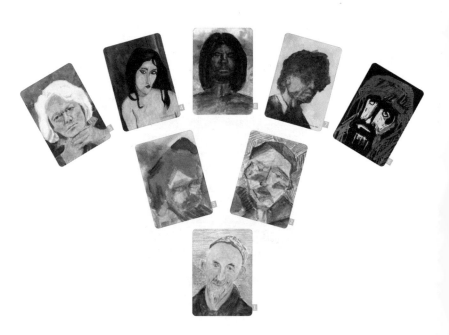

老师让我看着爸爸妈妈的脸，看到了什么，他们的眼睛在看哪里。我说，爸爸的眼睛很空洞，看着远方的虚空。妈妈垂着眼睛看着地上。老师问，直觉，爸爸在看谁？我说，他的哥哥和妈妈，就是我的伯伯和奶奶。妈妈呢，在看谁？我心里一紧，说，外公。她轻声问，外公是不是已经去世了？我说是。问，去世多久了？我说，挺长时间了，04年去世的。老师轻轻点头。

然后她让我排列三张图卡。我没什么主意，把三张卡换来换去，最后排成一个等边三角形，我在正上方，爸爸在左下，妈妈在右下。我停下来，看着老师。老师问，这样放你觉得舒服吗？我说，嗯，好像也只能这样。她指着在正上方的我的卡，你在这里舒服吗？我说，还行吧。

杨老师此时沉吟了一会儿。然后她说，现在来抽代表爷爷奶奶外公外婆的卡。不知为何我的心突然紧缩了一下，有点不安。我依次抽了爷爷奶奶外婆外公。卡翻过来的时候，我心里的不安变得强烈了。代表爷爷的卡很打眼，竟然是个年轻女人（图4），而且有点蛇蝎女郎的感觉，那张卡让我非常不舒服，我勉强忍着。代表奶奶的卡看起来有奶奶的感觉（图5），只是比真的奶奶要丰腴和白皙，真正的奶奶在我记忆中是位瘦弱干瘪的肤色发黑的小老太太，卡上的老太太满头银发，面庞丰腴，但她们的共同点是满脸忧思和苦难。代表外婆的卡也颇让我意外，印象中外婆和妈妈一样，从来都是慈祥亲切的笑，可卡里的人满脸担忧和疲倦（图6）。代表外公的卡灰灰的看不清神色（图7），只是很明显他抬着头在看别的地方，嘴巴的线条比较清晰，不知是愁是笑。

老师让我把七张卡在桌上排列。我还是没主意，根本不知道该怎么排才会让自己心里舒服点儿，说实话，这些卡都让我太不舒服了，怎么个个愁容满面啊，只有代表我的牌脸上有笑容，但是笑得也很没底气。我凑合着把七张卡散成一圈儿，想到圈儿，我突然觉得爷爷那张和外公那张不应该在这个圈儿上，他们不属于这个圈儿，他们应该离开。想着想着竟有点儿愤怒起来，我拿起爷爷和外公的卡，扔到一边。老师问，爷爷和外公不能和大家在一起吗？我说，对，他们两个都不顾家，都看着外面……他们不应该在家里存在。老师稍等了一会儿，也许是想让我平静一下情绪，然后让我把两张牌拿回来，我说不，我不想拿回来。老师看我不拿，便自己动手把两张卡拿回来，并且按照伦理序位将爷爷奶奶爸爸、外公外婆妈妈按左右上下的位置排列出来，让我看。问我，这样感觉舒服吗？我说，不舒服，说着伸手把爷爷和外公的卡几乎是扔到一旁，我觉得有愤怒升起来。但这种愤怒，从逻辑上讲，没有依据，爷爷和外公就算没有多么疼爱过我，但也绝没有伤害过我，为什么会有这些愤怒？只是隐隐想起来，妈妈说过外公不怎么顾家，看不起外婆；妈妈还说过爷爷是高级知识分子，风流潇洒，也和奶奶没什么感情。这么一想，好像我的愤怒就有了依据，我更加不允许这两张卡回到家庭序列。

有一点僵持。杨老师让我再抽一张卡，这张卡代表父亲家族的祖先和命运。我抽了，翻过来，是一个头发蓬蓬的满脸黝黑的像非洲土著的人（图8），我看见他心里突然就踏实了，觉得温暖和亲近，甚至有一点喜悦，很想和他待在一起。老师让我再排列所有的卡，我迫不及待地把自己和祖先并列紧挨着排在一起，然后把爷爷奶奶外公外婆爸爸妈妈的卡随意放在下面。老师问，这样感觉舒服吗？我几乎带着满意地说，嗯，舒服，只要和他（祖先）在一起就舒服。

OH卡
与
心灵疗愈

此时老师自己动手把卡重新又按照伦理次序，祖先在最上，左下是爷爷奶奶爸爸，右下是外公外婆妈妈，最下面是我。在看着她排的过程中，我感到的那种温暖就开始流逝，慢慢变冷了，我觉得和祖先离得太远了，又失去了他的温暖。我很不满意这种排列，不等老师开口问，我马上说，不不，这样不好。我把自己的卡重新拿上去和祖先放在一起，才觉得踏实了，然后又有点激动地把爷爷和外公的卡扔出去。老师见我如此，说，那现在的几张卡你再排列一下吧。我犹豫了一下，把爸爸的卡也放到祖先的旁边，然后把奶奶的卡放到爸爸旁边，外婆和妈妈仍在右下方。然后我停了一下，突然想试试自己能不能放在下面，于是把自己的卡拿到下方，很快又把妈妈的卡放在我和祖先之间，我说，这样我能感觉仍然和祖先有联结，因为妈妈是桥梁，把祖先的力量传递给我，还有外婆也是。

说完我停下来，杨老师问，现在还是不能接受爷爷和外公的两张牌回来吗？我很坚决地摇头。这时老师以非常温和的语气要求我，看着爷爷和外公的图卡，仔细看他们的脸，你想对他们说什么？我看着两张图卡上的人像，心里几乎要翻腾呕吐，我说，我想吐。老师说那他们对你说什么？他们说，哼！我深呼吸，然后再看，觉得外公的卡似乎不是让我觉得想吐的主要原因。我先细看了外公的卡，觉得似乎也没那么难接受，看了一会儿，我慢慢地把外公的卡拿了回去，放在外婆的旁边。现在就剩下了爷爷的卡，那张满脸狐媚的蛇蝎女郎。我看着那张卡，觉得恶心。老师说，你对他说出来。啊？什么？我抬头跟老师确认，我要对他说出来恶心？老师说，对，完整地说出来。我深吸气，对着蛇蝎女的眼鼻，虚弱地说，你让我觉得恶心。说完更觉恶心了。老师接着问，你说完这话，爷爷什么反应？他有点生气，也很不屑。

不知为什么，把心里最难听的话直接说出来了以后，再看那卡，觉得蛇蝎女的眉眼线条没那么刺眼了，好像变得柔和了，似乎竟带了一丝笑意。我持续看着那张卡。这时老师问，看着爷爷，感觉他想和你说什么？我看着那张脸，脱口而出：我就是这样啊。话一出口，我就哽咽了，眼泪涌上来，有什么东西一瞬之间聚上来又瓦解开。是啊，他就是这样的啊。我也是，每个人都是啊。我捂着嘴哭起来。老师在对面轻声说，有情绪让它出来。我看着那张图卡，意识到原来那就是我，是我一直以来在别人心中的印象，是我一直以来在内心偷偷活着的样子，是我耻于向外人展露，却又不得不承认的样子。心中酸楚难忍，我低下头嘤嘤地哭。原来是这样，原来是这样的。

杨老师让我哭了一会儿，然后问我能不能把爷爷的卡放回到家庭成员中，我拿起卡，将它和自己的小老头儿卡并排放在一起。老师问，这样你感觉是舒服的吗？我说是。我说，我觉得这张（爷爷的卡）才是真正的我，而这张（自己的小老头儿卡）是表面的我，是假的。老师等了一会儿，轻轻地把爷爷的卡拿回到爸爸的上方奶奶的旁边，说这样可以吗？我几乎是用抢的把爷爷的卡拿回来放在自己旁边，说，不对啊，这是我啊。说罢意识到，原来我一直和爷爷是一体的，我把自己当成爷爷，把爷爷当成自己。想到这个，觉得一下子明白了，可是怎么办呐，哭得更大声了。老师温柔地说，有情绪尽情释放出来。我哭着，老师继续：现在试着告诉自己，爷爷是爷爷，我是我。我努力试了一下，觉得怎么也说不出这一句话，心里紧紧咬着，觉得那就是自己，没办法分离。我说，我说不出来。说完深呼吸。

好像又僵持住了，但我压根儿没去想要如何继续，有杨老师呢，她总有办法的。果然，过了五秒钟，杨老师说，好，现在做一个练习，把两张卡放在地上，相距半米。我拿起爷爷卡放在桌脚，小老头儿卡放在墙角，大约半米的距离。放好后，老师说，现在，你自己站在自己的卡那边，去感受一下，什么感觉。我站在小老头儿卡面前，身体的右侧有点挨着墙，尽量不去靠着墙，想尽量让自己站稳，但可能是墙的温度有点低，我觉得有点冷，然后人也站不直，有点微微晃动，胸口有点堵，我努力地深呼吸，没有改善。我说，我觉得在这里自己一个人很漂泊，孤零零的，没什么办法，对前路很害怕。

等我说完，老师让我再站到爷爷卡那边，我移过去，顿时觉得温暖踏实，尽管没有任何倚靠，但是整个人站得直直的，稳稳的，呼吸也通畅了。说实话，我的大脑一秒也没停止过运行，它在旁边低低地说是墙的关系。念头一闪而过，我回到身体，身体告诉我，不管是什么的关系，反正站在这里我就是舒服笃定稳当的。我把感觉跟老师说了。老师说，好，现在，回到自己的卡那边，面向爷爷。我站到墙边，背对墙，面对爷爷卡的方向。老师说，看着爷爷的脸，你想对爷爷说什么，会有一句话跳出来，把它说出来。我看着那张人像，觉得她那么美那么自信有力量，我好羡慕！然后我一开口就哽咽了，我嘤嘤地哭，像个小孩子用手背揩着眼泪，一边说，爷爷我想当你，我是你就好了。我呜呜地哭起来。

等我稍微平静了，老师说现在站到爷爷那边，面向自己的方向。我又站过去看着自己的卡，很奇怪，哭泣立即停止了，心里有点生气的感觉，说，你别再笑了，别装了！你明明很心虚，笑得一点没底气！老师让我回到自己的卡那边，我站回去，立刻又开始哭，说，那我怎么办啊，我不笑我怎么办啊，他们都看着我，等着看我的笑话看我出丑，我不能啊！再站回爷爷那边，一股怜爱和叹息升起来，老师说现在你想说什么，说出来。我叹了口气，说，哎，可是你不能成为我呀，你就是你啊，我很想抱抱你，给你力量。说着，仿佛看到对面的自己更加无助地哭泣。我心里只有叹息。然后我又站回自己那边，任性地说，你多好啊，你家里有钱，你想干嘛就干嘛，我就不行……杨老师插话说，爷爷花的是家里的钱吗？我说不是，爷爷自己也很能挣钱，但他有家给他撑腰，所以才能这么任性，这么有个性。老师

154

问，爷爷靠什么挣钱？我说，爷爷是大学教授。老师点头。

等我哭得差不多，老师说把两张卡拿回来吧，现在再排列一下。我依依不舍地把爷爷的卡放到奶奶的旁边，然后从上到下将祖先、爷爷奶奶、外公外婆、爸爸妈妈和我自己的卡按照家族辈分的序位排列出来。爷爷的卡在奶奶的内侧，靠着祖先。老师拿起爷爷卡放到奶奶的外侧，说这样可以吗？我说不行，心里觉得爷爷应该挨着祖先，这样他才能被保护。于是老师又把卡放回去。

看到我已经差不多能接受这样的排列了，杨老师说，现在面对所有的家族成员，郑重地介绍你自己。

你是谁和谁的孩子。"我是xxx和xxx的孩子。"我的声音低得像蚊子，我觉得没法正大光明地说出口，尤其是爸爸的名字，感觉那么怪。

你是一个女孩。"我是一个女孩。"我重复，心里觉得委屈起来，又开始哭。

老师说，现在看着爷爷，他在说什么。我抬头看看爷爷，说，他很担心我，觉得一个女孩子在这个世界上会活得很辛苦，他叹气对我说，你一个女孩子，能活得很好吗？更别说给我续香火和争光了，哎。

老师接着说，现在对爷爷说：爷爷，虽然我是女孩，我同样可以活得很好，我会荣耀你，为你争光，等我的时间到了，我们会再见。我跟着重复。

这时老师指着祖先卡说，这个祖先不是Q家的祖先，是Z家的祖先（我之前跟老师讲过爷爷小时候被从Z家过继给Q家的事）。现在跟着我重复：我是Z家的后代。

我理直气壮声音清晰地说："我是Z家的后代"，底气十足。
"你们是大的，我是小的。"
"谢谢你们代代相传，把生命给了我。"

"我会把你们给我的支持和爱，传给我的后代。"

"我会用你们给我的资源和财富去帮助别人。"

"如果我活得和你们不一样，请你们允许我。"

开始抽泣。

"我想活出我自己的样子，请你们允许我。"

我几乎是要大声喊出这句话。我真的太想活出我自己了！

然后老师让我把全部的卡按秩序摆放到地上，祖先的卡特别放在高处。我跪在他们面前。老师说，现在，用你自己的方式向所有的家族成员致敬。我跪着，俯身到地上，向他们长长地磕头。老师说，爷爷，谢谢你。这句话让我心里一暖又一松，俯下身很痛又很释放地哭起来，埋着头狠狠地哭了好一会儿，抽泣着说，爷爷谢谢你。老师继续说，谢谢你们代代相传把生命给了我，我会在心里为你们每一个人留一个位置，也请你们给我留一个位置，我会把你们的爱延续下去，用你们给我的爱和资源去帮助别人，用我的创造荣耀你们。我跟着重复，诚心地讲每一个字。心里逐渐平静下来，觉得有希望一样的东西升起来。

现在，老师说，我要你做一个动作：站起来，转身面向你自己的未来。

我站起来，毫无困难地转身。一转过身，我的背上，从胸椎以下尾椎以上的部分就觉得被一团暖洋洋的气息熨帖着，好像有一台电暖直对着那里烘烤，整个人放松舒适，觉得背后有层层叠叠的人影，他们托着我，在我身后形成厚厚的支撑。几乎是同时，我听见杨老师说，我不知道你会感觉从背上的哪个部位开始发热，但你会感到背上发热了。我笑了笑，是的。老师继续说，现在，想象你的身后所有的祖先和家族成员都在。我又笑，他们已经在了。

老师说，现在把你刚才画的你理想的金钱状态，放到你前面几步的地方，看看自己可不可以慢慢地走向它。我立刻说，我觉得我不是慢慢地走过去，我想跑过去！老师也笑了，说，好，现在过去吧。

我迈开大步走过去，站在那片蓝蓝的海洋上。老师说，现在闭上眼睛，看看你的周围都有谁，你在哪里，在做什么？我看见了我的爱人、妈妈爸爸、一位重要的老师、同事（模糊的一个群体），还有我最好的朋友，我在一座苍翠的群山间飞翔奔跑，和爱人欢快地嬉戏，然后我飞到一座山巅，我的爱人停在旁边的一座山巅，我面对着前面广阔的空间，对着它开怀呼啸！我是我，我就是我，我是我的世界的主人……

杨老师说，从此以后，任何你需要支持的时候，你会回想起此时的感觉，背上的温暖和力量会让你回到此刻充满能量的状态。我深深呼吸，体会此刻的感受。

然后老师说，好，个案结束。我坐回到老师对面，嘿嘿地冲老师傻笑，觉得刚才发生的一切既真实，又像是一场梦，大脑完全没搞明白我们在玩什么，大脑分析不出来，也得不出什么结论。但我知道我很开心，通身舒畅轻盈。杨老师说，你会看到你的改变。我点点头，相信。

我想，这恐怕会是我这一生唯一的一次个案，因为在个案之前我已经明白，人生种种际遇，无不是为了带领我找到自己，引领我走在自己的那条路上，当我偏离轨道，就用痛苦匡正我，好让我在痛苦带来的清明之中看清世界和自己的真相。有的时候陷入困境、痛苦和恐惧之中，或许不要那么急迫地要去"解决"它，或许可以试着去体会痛苦的真意，其中蕴藏的转变的契机——痛苦和困境其实是可以被珍惜和细细品味的。个案之后，我更加确定，也更有勇气了。感恩此时此地因缘具足，让我得到杨老师温暖慈爱的能量加持。感恩一切因缘，让我愿意永远坚定地朝向光明，前行。

—— 小Q/文

【案例20】　　　　　　　　**拥抱内心的感受**

个案疗愈已经过去两、三个星期，但每一次与杨力虹老师相处都如此的亲近而没有防备。其中的收获更是让我无法用文字一一道来，但内心还是想与有缘人一起分享那份释怀，和真实自我当时当刻感受的呈现。

这还要从两个月前我与杨老师在北京的相遇开始。也许是缘份具足，在我对内在小孩、家庭系统排列还一无所知，并在对杨老师没有任何了解的背景之下，冥冥中选择她作为个案咨商导师。第一次疗愈只是抱着试试看的态度走进了杨老师的工作室，还清晰记得自己在进入个案室之前的忐忑不安，在杨老师安静的陪伴和聆听中，才让自己很快地放开了身心。她给我足够时间和空间与自己相处，去接纳自己内心的感受，不管痛苦还是难过都是刚刚好的发生和经历。

那个过程中，我用绘画的方式随心去描述自己内在孩童的样子和状态，一个乖巧的四岁小女孩。那时的我发生了什么？想不起来了，但可以感受到那时的我经历了一场未完结的事件。带着这个问号我跟随杨老师的引导抽取代表我父母、自己和弟弟们的OH卡图卡，并为他们安放各自在我心里的位置。我感受到压力、注视和距离感，一种很不舒服的感觉压制在心里。那是一种来自自己本身的压力——不能出错，要做到更好，需要给他们我可以给的最好生活，一切的一切都是"我要为他们负责"……大脑会骗人可身体不会，在与我先生还有孩子们的连接时，我用身体去体验整个过程中图卡在不同位置的不同身体反应。虽未找到答案是为什么，但我深深地体会到接受当下的发生即是与自己的和解，不反抗，不拒绝，只是接受这一切的发生和感受当下的感觉。

神奇的是在接下来的半个月里，我的思维发生了不可思议的变化。我不再拒绝难过，不再被过去的发生而牵绊，能平静地看到所发生事情背后的潜藏动机。我从原本受害者的模式跳出来，去发现它给我带来的人生功课，这小小的向前一步让我无比感恩：感恩这所有发生的一切，以及杨力虹老师短短一个多小时的陪伴。

第二次去海口与杨老师面对而坐，好亲切，没有陌生，像是老朋友相见。这次比上次更放松，更打开些，但这次是带着自己的一些未解和对原生家庭的探索而来。

一开始杨老师就让我画出我头脑里家的样子，从来没有思考过，当下我脑海里闪过一幅画面：一幢房子有个门，两个窗户，房子里没有人，我和先生在院子里开心地看着两个孩子玩耍，院子里还有一棵树，树没有根。当下我只是呈现并未研究为什么是这样子。

　　再抽出代表目前家庭成员的OH卡图卡：我和先生，我的爸妈还有先生的爸妈，我们的两个孩子，并把他们放在自己认为合适的位置上，去感受每个人在那个位置的感受和心情。我看不到自己的笑脸，只是很担心很难过地看着旁边的先生，而先生也是眼神恍惚，心神不定，内心被外面那个女人吸引着无法自拔。两个孩子很失落的表情，我爸妈被疏远的不满和责备，先生的爸妈则是在旁边无力地看着这样的情景。好贴切当下的状况，现在的我们就是这样的。每个成员都没有找到内在的正能量，有的只是负面情绪的体现。

　　带着觉察，我从众多的OH卡图卡中挑出了自己觉得最需要面对的5个主题：孩童、权力游戏、亏欠、等候、孤独。每一张图片都像是量身定做一样，那么贴切地描绘出自己的内在。

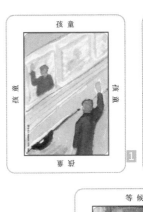

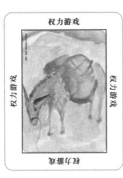

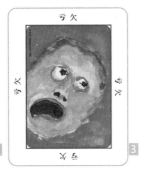

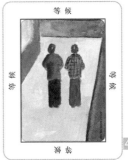

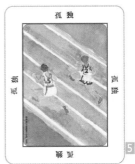

第一张OH卡字卡是"孩童"（图1）：在一段身心放松的音乐中，我回到了4岁时的画面——潜意识推开门的那一刹那，看到了4岁的我伤心害怕地躲在床边下看着爸妈的争吵和撕打，我那时真的好害怕爸妈离开不再爱我了。长大后的自己走到床边低头对4岁的我微笑示意，并告诉她现在很安全，可以出来了，那一刻，4岁的自己渴望的眼神让我好心疼。她走出来依偎在我胸前，我用手安抚她并告诉她："你是值得被爱的，我很爱你。如果你愿意，我会一直在身边陪伴你，爱你，安抚你……"不记得过了多长时间，待我从杨老师的行星能量颂钵的振频中缓过来时，看到了一个微笑的12岁小女生。好有效的疗愈，内在孩童长大了。

　　谈到"权力游戏"时，抽到一匹马驮着重重的东西的图卡（图2），很吃力，能感受到这根本不是它想要的，可是却不知道如何放下，也没有谁可以分担。在疗愈过程中那张卸下包袱的图片则是我的心声，尝试着从自己肩上卸下它，因为那并不是自己真心想要背的包袱。

　　"亏欠"，翻开图卡的时候一阵伤感涌上来（图3），那一刻看到孩子们惊慌、诧异、无法理解的表情。那份对两个孩子的亏欠一直让自己无法走出来，没能更多地陪伴她们，没能给到她们完整和健康的环境，让她们经受着自己这变化无常的心情和内在……心里一直无法原谅自己对她们的冷落和不负责任。

　　"等候"的图卡（图4），那是我和先生的妈妈等候的背影。自从先生因外遇而离婚后，每天都在等候着他回家的身影，那是爱的诠释，也是爱的等待。我们一直都相信他会回归到这个本来就很有爱、很温暖的家，回归本性并真正地融入到这个家。

　　"孤独"，两个人的赛跑（图5），其中一个人是我。我一直孤独地尽全力地在跑着，疲惫、无助，未能感受到背后强有力的支持力量。

　　到这里算是这次疗愈的第一个部分：自我觉察内在。

　　对自己内在有了更深的觉察，再结合杨老师给予的内在孩童疗愈，我重新做了家排。自己跪拜在爸妈和祖先面前放声大哭，把所有的压抑都在那一刻释放出来。自己一直以来都被童年时期的那一幕困扰着，害怕失去，害怕不被爱，害怕不按父母的期许生活而被否认，害怕被抛弃，自己一直不断地讨好，不断地要求自己达到爸妈的要求……哭过之后的感觉无比轻松，重新回到真正属于自己的位置，重新向自己的原生家庭介绍自己、介绍先生、介绍我的孩子们。拿掉所有不属于自己的包袱，请父母可以尊重自己人生的选择和经历，允许自己活得跟他们不一样。一次一次的沟通让爸妈对我有了多一份的理解和允许。

家排重组后，我再来体会每个人的感受和状况时发现：代表自己的那张图卡居然笑了，笑着看着旁边的先生。多了一份理解和通融，没有指责，没有抱怨，有的只是内心那份爱的燃起，因此允许他体验本属于他的人生课题。当自己站在先生的位置去感受我和另外一个女人的吸引力时，自己的吸引力居然如此强大而有力。这时当我再一次绘画家的样子时，不再是一个只有小窗户、小门的房子，而是房子里面的情境：一家人和睦相处围桌而坐，欢笑交谈着，旁边是孩子们在玩耍。

还有好多好多的感受和收获，无法一次全部写出来分享，但它们却已经根植在我的内心，也将会在生活的体验过程中一个一个地去验证并完整。带着这份觉知去体会每一份内心感受的经过而后消失，可以是痛苦，可以是喜悦，可以是任何内心真实的感受，就让它们自然地流入，一直到最后化成一股内心的力量！

感恩

Jelly/文

8

特意飞去海口找杨力虹老师做了个案，收获很大，内在小孩从三岁一下子长到了十岁，很神奇。先说说做个案前我的状态：很焦虑，快29岁了感觉人生到了一个瓶颈期，感情、工作都不顺心，所以果断地预约了杨老师三次个案。

第一次个案中，杨老师先让我抽一张孩童卡图卡代表我的内在孩童，我抽到了这张卡时给我的感觉就是迷茫（图1），正是我现在的状态，然后再抽两张成人卡代表父母（图2/图3），并在桌面上摆放位置，通过位置的移动，发现原来我一直处在一个不正确的位置，所以我们三个人都难受。特别是代表爸爸的那张卡，让我觉察到了为什么从小到大我对他总是莫名的愤怒，因为我一直渴望他的关心和爱，但是他连看都不看我，站在他的位置我能感受到他背负着家族生儿子的压力，很沉重，我对他说希望他爱我，看见我，他却说他做不到。

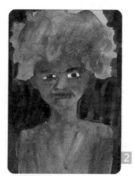
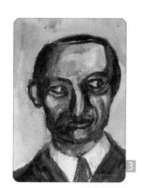

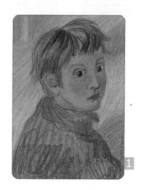

通过这个排列，我终于明白了为什么我从小就觉得爸爸很可怜，好像很不开心很沉重，原来他背负着这样一个压力；我也明白了为什么我和他那么疏离，难以靠近，为什么我的内在会有那么多悲伤——莫名的悲伤，那是因为渴望爱却永远也得不到；我更明白了为什么我一直最讨厌重男轻女了，听到就觉得很不舒服，真心觉得很难以理解，没有女人又怎么会有男人呢？那为什么要重男轻女？不是很奇怪，很莫名其妙吗？真是陋习！

再抽了四张成人卡分别代表爷爷、奶奶、外公、外婆，在做家族系统排列的时候，我发现自己跟父母两边的家族连接都不太好，还有一些未化解的东西，部分和解无法完成，这个或许要等时机成熟才会有答案了。

第二次个案中，杨老师先让我选了五张字卡，我分别选择了"梦想""疲惫""母亲""感情""道歉"，再分别抽了五张图卡放在上面。我第一个翻开的是"道歉"字卡中的图卡（图4），是两个人站在城楼上互诉衷肠那张，好像是古代的场景，或许我们很早以前就认识吧。抽到这张卡时，我就明白是我一直认为前男友需要给我道歉，因为他的背叛，可我听到他的回答却是——他做不到。我还听到他对我说他很舍不得我，他也很难过。老师让我听着音乐做一个手指舞让我感受与他的互动是怎样，做的过程中我觉得我们之间其实并没有打开，都在互相试探，都是头脑在沟通，却无法敞开心扉。

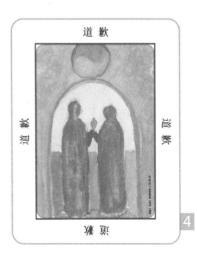

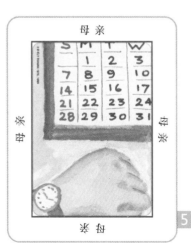

还有一张印象很深的图卡——"母亲"那张字卡，它对应的图卡是一块手表和一张日历（图5），因为妈妈希望我快点结婚，也给我很大的压力，按着日历来规划我的人生，让我感觉很疲惫，很累。在排列中我感受到妈妈内在的不自信、不快乐、辛苦和压力，所以她希望我很优秀，难怪我会有那么大的压力。感觉那么疲惫了。老师引导我做了交还命运的仪式，我体会到了我是那么的爱我妈妈，希望她能幸福、快乐、轻松地生活，可是她对我说她做不到，她有她的局限和命运，我很难过却帮不了她，难怪我从小就爱替妈妈出头，为她抱不平。这次个案信息量很大，我只写了印象最深的两张卡，还有很多需要在生活中慢慢领悟。

第三次个案是做的"工作—事业－志业"的探索。因为这个部分还有待深究，所以就不多赘述了。不过这次个案也让我看清了形势，决定先做着这份工作，起码它能让我生存，在时机未成熟的时候先好好生活，好好爱自己。这次个案中老师带我做的一个练习蛮不错的，是身体、情绪、想法的练习，我发现这三者我并没有很好的连接，以后可以在生活中做这个练习，还蛮好玩的，可以给我带来很多灵感，刚回来我就用这个方法突破了选择花精的瓶颈。

OH卡
与
心灵疗愈

还有就是杨老师为我做的颂钵疗愈很棒，我发现行星能量颂钵简直是Amazing！它能与身体发生共振，松开多年形成的气结，放松身体，缓解疼痛。进行女性能量平衡与清理时，我左肋部位剧痛，一种堵塞式的钝痛。杨老师请我与这个痛对话，我看见了外婆与妈妈凄苦的脸。老师引导我对外婆与妈妈说："身为女性，不是我们的错，因为我们，这个家族才得以传承至今，我们付出的努力都不会白费……"疼痛顿时消失了。

当"太阳"频率的能量颂钵放在太阳神经丛位置时，杨老师加上了泛唱梵音，我一直持续打嗝，释放内在积压已久的情绪，直到个案结束。颂钵真是一种不可思议的声音治疗工具，它与身心灵的连接如此细微而深入。

最后我又画了一次内在孩童，相比第一次画的，这次的内在孩童有脚了，色彩也多了些，人也开心了一些，老师问我她几岁了，我回答十岁，呵呵，之前那张可是三岁呢，长得可真快啊！看着十岁的她小胳膊小腿的，还挺可爱，真像樱桃小丸子，于是我果断地把微信头像改成了粉色的樱桃小丸子，真有趣，就让她慢慢成长，好好生活吧！

三次个案做完了，感觉轻松了很多，感谢杨力虹老师的辛勤工作，也感谢自己的努力和选择，我相信学到的东西都会慢慢在生活中开出花来！

——花间闲情/文

【案例22】　　　臣服、和解、尊重、接纳，由此开始

8月在网上浏览的时候，偶然进入了杨力虹老师的网站，深深地被她的文字吸引，我收藏了网址，经常上去看看有什么更新。我也被很多个案的分享故事感动，每一个生命都不容易，每一个生命故事都让人感慨万分，因为我自己生活状况的不如意，特别是感情上的伤痛和百般纠结，我很想去杭州自在家园找老师做个案疗愈，因为工作和时间的原因一直未能成行。上个月底看到杨老师微信朋友圈即将来到我所在城市的信息，我立马留言联系老师，很幸运地，跟老师预约了个案。

我如约来到杨老师下榻的酒店做个案疗愈。老师先让我选出6张OH卡字卡，我一下子选了十几张，觉得上面的字都很符合我，后来选定了最有感觉和想保留的字卡留下来摊开放在桌子上，并分别抽取了OH卡图卡来对应每张字卡。

老师引导我放松后，疗愈开始了。关于第一组图卡，字卡的文字是"等候"（图1），看到对应图卡画面上的那个裸体女人，我特别不好意思。老师问：你在里面吗？我看了看，说那好像就是自己，本来我羞于分享这张卡的，不过觉得可能反映了内心和潜意识里对性的渴望和需求，不管怎么样，就诚实地面对自己吧。

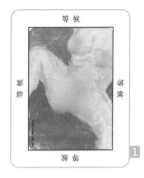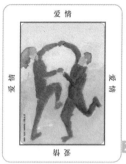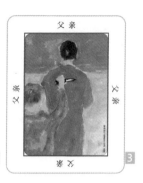

第二组爱情的字卡，我抽到的图卡是一个女人和一个男人拉着手在跳舞（图2），女人努力地跳着，男人却有点无力地被动配合着……

第三组中的字卡是"父亲"（图3），老师引导我去看画面是什么，我看到一个愤怒的小男孩，拿着一把刀，插向一个背对着他的成年男人。老师问，你在里面吗？在做什么呢？我看到自己就是那个小男孩，背对着自己的男人是父亲。老师说你为什么要去插向爸爸呢，我回答我觉得好愤怒，在老师的引导下，我看到自己内在对父亲有巨大的愤怒，觉得自己不是父亲期待的儿子身份，父亲不爱自己，不重视自己，长期忽略自己…… 我自己看到这张图卡也震惊了，原来对爸爸有这么深的怨恨，跟父亲的连结断裂得这么厉害。我想到爸爸对自己的忽视，童年时他长期不在家；想到爸爸打妈妈，跟妈妈永远打个没完、吵闹个没完……我哭了。

再看对应"孩童"字卡的OH卡图卡（图4），我看到一张奇怪的桌子，上面有一双穿着奇怪鞋子的腿，在桌子上想跳舞，但是站不住，倾斜着快摔下去了，我感觉那是自己的腿。老师又让我抽了一张代表自己的孩童卡，是一个小男孩的头像（图5），短短黑黑的头发，胖乎乎的圆脸，红红的脸蛋，戴着小蝴蝶结，穿着小西装。我觉得那就是自己小时候，家人给自己剪着短头发，自己也经常被打扮成穿着小西装，被爸爸"儿子儿子"地叫着……原来爸爸重男轻女这么严重，从小就希望我是儿子，一直不接纳我是女孩子的身份，甚至我自己也不接纳自己。我的内在孩童竟然是个6岁的小男孩！想到出生时妈妈在恐惧愤怒中一个人在家里痛苦地把我生下来，当

166

时家里没有其他人，因此，我一直都觉得自己是不被爱的，是不受欢迎的，我不是父母期待的样子，不能满足他们的期许，我不够好，不够好…… 瞬间泪崩！杨老师引导我回到妈妈的子宫里，重新疗愈出生时不被期待、不受欢迎的创伤，我躺在妈妈肚子里"四脚"朝上欢快地玩耍着，觉得很安全；要出生了，老师引导我努力地"四脚"朝下，爬过黑黑的、长长的产道；我用力出来了，看到爸爸、妈妈，还有很多人的欢迎和祝福……

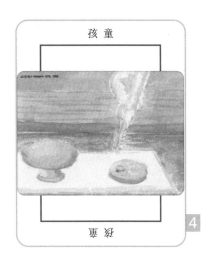

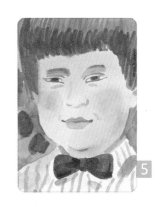

之后，杨老师又带领我去倾听伴侣的心声，让我看到原来他的内在也是一个饱受伤痛的孩童，原生家庭的伤害让他躲在黑暗的世界里出不来。而我以前的理解是多么肤浅，只会用埋怨指责去索取他的爱，两个内在都很匮乏的孩子，又怎么能给予彼此温暖呢？两个都不会表达、都缺乏爱的人，都只是深深渴望爱和温暖的孩子而已。我痛哭不已，为自己的无知，为对他的伤害，深深的自责和后悔。

疗愈完了这个过程，再去看那张孩童卡，图卡中6岁的小男孩终于微笑了，我感觉自己内在有了力量！而对应"爱情"的图卡，两个人似乎更融洽了，舞蹈配合度也协调了很多。

非常感恩杨老师，感恩她的疗愈让我释放了对父母的怨恨，学会接纳和臣服，放下不能承担的，也感谢在疗愈环节，父母愿意把属于他们的命运接回去，我可以做自己。特别感谢杨老师在伴侣和感情环节对我的帮助，让我看到自己的问题、他的问题，让我看到希望和努力的方向。杨老师真的非常智慧，她知道哪个地方最需要疗愈，在那个环节她用的时间和功力就最多。深深地感恩和她的相遇！

回来之后，跟爸爸打电话的时候，我可以慢慢撒娇了，心里似乎柔软了许多，更接纳我就是有这样的父母，理解和臣服。最后，我想对他、也对内在的自己说：亲爱的，谢谢你来到我的生命里，让我在生活中、在无明的轮回中、在这段感情里内观自己，走上修行的路，谢谢你带给我的人生功课，提醒我从痛中醒过来，让我在伤痛里学会改变和穿越！当我成为我自己的时候，当我学会真正的爱和找到自己的时候，幸福就会来，我会努力的！

—— 未央/文

OH卡
与
心灵疗愈

走在回家的路上——祝福自由绽放的生命

王小红 / 文

我与OH卡结缘于2013年春天，当时，我的公司正陷入了一个可怕的危机，我作为公司经营者背负着公司股东的指责、合作关系的决裂、员工的离开、业务收入的下降……

现实中，我感觉已经无力支撑，经常彻夜难眠。然而第二天，我的理智指挥我必须微笑着出现在他人面前。于是，就这样，我惶恐不安地继续坚持，在折腾里煎熬。也许是压力太大，身体相继出现了亚健康的症状：牙疼、头晕、心悸等等。我几度求助心理咨询师，希望获得摆脱压力的方法，但是每次咨询后轻松数日后，我又被恐惧的情绪笼罩，无处可逃。

在一天清晨，我再次被恶梦惊醒，头疼欲裂，我终于鼓起勇气，来到自在家园找杨力虹老师做咨询个案。就是这样，在个案里，我第一次接触了这神奇的图卡——OH卡。说它神奇，是因为在个案里，我寻求的是如何摆脱公司经营困境，应对紧张的各种关系这个课题，而抽取的OH卡呈现的场景竟然是我在这期间常梦见的场景。经过杨老师指引，我知道了"梦"原来是被自己压抑的情绪在潜意识层面的呈现，"梦"正是唤醒我去关注自己内在世界的真实状态，看见自己无助的内在小孩正处于恐惧之中，去陪伴她一起经验、承担，而非靠白日清醒地强装笑脸，忽略内在小孩的情绪。当OH卡让我看见这一切时，我与自己孤苦伶仃的内在小孩紧紧地相拥哭泣，感受我们情绪宣泄的同时，我也终于肯将这些时日"死扛"的压力重担从双肩卸下。那轻松一刻如获新生般的喜悦，我与OH卡从此结缘！

让我对OH卡持续充满惊奇之处还有，当我从自在家园回到现实的工作、生活里，它带给我改变的喜悦还在继续发生着。再次面对工作里的各种挫折难题，当我明显感觉到恐惧、焦虑的情绪习惯性地袭击我时，我被它们纠缠其间的时间在逐渐变短，之前的无力感和逃离想法也慢慢在减弱。OH卡让我真实体验到了身心灵疗愈的美妙，工作状态在这种心情下逐渐调整轻松，在家里与家人的交流也开始和谐、流畅。

我对OH卡的兴趣油然而生，于是在2014年4月报名参加了自在家园举办的OH卡心灵疗愈课程的学习，与同修的学员一起跟随杨力虹老师学习运用OH卡进行自我接纳、父母关系疗愈、亲密关系和解、亲子关系重建、合作关系理顺等功课的探索。

在OH卡的指引下不断挖掘我潜在的灵性，让我的身体有机缘跟随我的灵魂穿越数百年；在课上跟随老师的指引学习，诉说自己和聆听他人的生命故事，真实感受众生皆苦，敢于向苦行才能踏上乐途。我不断看见了学员们与OH卡结缘后发生的各种疗愈奇迹，我再次被OH卡深深震撼！

在课后，我每每觉知到自己情绪纠结时，就尝试用OH卡自问自答，进行自我疗愈。我通过OH卡与潜意识对话，遇到了非常奇妙的这些经历：遇见了孕育着自己生命的受精卵；看见了爸爸妈妈迎接我来到这个世界上惊喜的面容；理解了爸爸妈妈经历的苦难从而放下了对他们的抱怨和评判；追溯家族数代人的历史，接纳家族里夭折、早逝亲人的命运……所有的场景对于过去的我曾经是充满伤痛、恐惧的苦难经历，因为OH卡得以遇见、对话，帮助我领悟到了自己生命的使命。当通过学习领悟，内心真正懂得了尊重、谦卑、接纳的意义。我常常愿意观想课程结束时，杨力虹老师引导我们做家族业力功课时那副"福荫万代"的画面，定格在我脑海里：带着重获自由之身的我，与先生一起携手走在共同创造的生命旅程中，我们身后有各自家族的大树枝繁叶茂，福荫庇护，我们可以轻松愉悦地朝前走，身旁儿女相伴，路边鸟语花香。

我特别珍视与享受OH卡带给自己的这些美妙经历，它在我感到身心困顿无力时，总能帮助我观察内在，追溯根源，找回穿越重重情绪障碍的力量。我有时想，如果有一天，我有能力将自己的OH卡疗愈经验分享给有缘人，可以帮助众多受苦迷失在生命旅程各阶段的人寻找回归自己家园的路，这对于我将是一件很有意义的事情。

2014年7月，杨力虹老师邀请我帮助搜集整理自在家园的学员体验、个案经验素材，撰写《OH卡与心灵疗愈》的书稿，我欣喜地接受了。在写作的过程中，我几次被他们的生命故事感动，通过他们分享的OH卡心灵疗愈文字、卡阵、视频、音频记录，我见证了他们在经历了各种人生苦难挫折后，勇敢面对心灵伤处的剧痛，穿越重重情绪障碍、体验潜意识重现光明、增长智慧的轻松喜悦。在此，感谢这些生命的勇者，因为他们的生命故事将感召更多有相同经历的有缘人，学习、掌握OH卡心灵疗愈的方法途径，从而带那颗漂泊无依的心灵迷途知返，身心合一。

也许你与书中某个生命故事里的主角有过相近的经历，也许你是OH卡有缘人，也许你正在寻求身心成长的路上，也许你是自助助人的身心灵工作者……相信本书能帮助你认识OH卡，跟随OH卡去探索蕴藏无限潜能的潜意识宝库，找到你生命正能量的源动力。

祝福你，有缘人！

图书在版编目(CIP)数据

OH卡与心灵疗愈 / 杨力虹, 王小红, 张航著. -- 桂林 : 漓江出版社,
2016.4（2025.4重印）
ISBN 978-7-5407-7773-9

Ⅰ.①O… Ⅱ.①杨… ②王… ③张… Ⅲ.①精神疗法 Ⅳ.①R749.055

中国版本图书馆CIP数据核字(2016)第055682号

OH卡与心灵疗愈
OHKA YU XINLING LIAOYU

作　　者：杨力虹　王小红　张航

出 版 人：梁　志
策划编辑：符红霞
责任编辑：杨　静　赵卫平
装帧设计：张　航　黄　菲
责任监印：黄菲菲

出版发行：漓江出版社有限公司
社　　址：广西桂林市南环路22号
邮　　编：541002
发行电话：010-85891290　　0773-2582200
邮购热线：0773-2582200
网　　址：www.lijiangbooks.com
微信公众号：lijiangpress

印　　制：北京中科印刷有限公司
开　　本：880 mm × 1230 mm　　1/32
印　　张：5.5
字　　数：120千字
版　　次：2016年4月第1版
印　　次：2025年4月第19次印刷
书　　号：ISBN 978-7-5407-7773-9
定　　价：35.00元